養胃無憂 200解

中國中醫科學院
西苑醫院副主任醫師
趙迎盼 編著

萬里機構

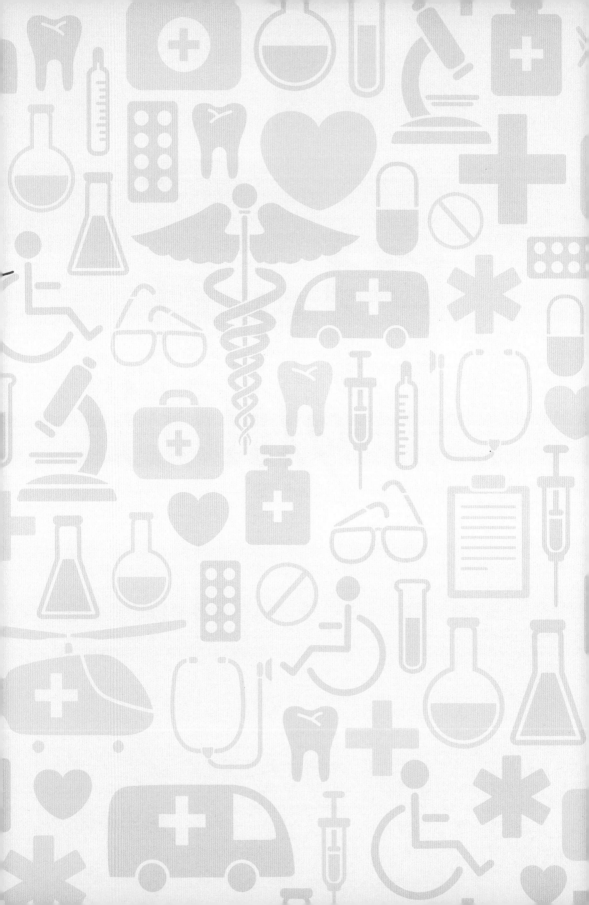

前言

胃是人體的消化器官，食物通過口腔、食道進入胃，起到容受食物的作用，並且在胃裏通過機械的研磨和消化酶等的化學性分解充分混合，然後排到小腸。胃在整個消化過程中起到重要作用。胃的健康運轉是其他臟腑健康的基礎。

飲食不規律、進食過量刺激性食物、藥物因素以及精神壓力過大等都是導致胃病的因素。胃痛、泛酸、胃脹氣、消化不良等症狀會給我們的日常生活造成困擾。胃炎、胃潰瘍甚至胃癌等疾病會嚴重影響患者生活品質，也很難治癒。

胃具有一定的防禦和自我修復功能，輕度的胃炎、胃潰瘍等可以通過合理養護加以改善。養胃需要建立規律的作息習慣，多吃清淡有營養的食物，進行有益身心的運動以及保持積極、豁達的心態。在用藥方面，盡量減少皮質類固醇等激素類藥物、乙醯水楊酸類、非甾體抗炎藥的使用，避免損傷胃黏膜。一般情況下，胃炎、胃潰瘍等胃病本身不傳染，但是幽門螺旋菌易傳染，而幽門螺旋菌極易誘發胃病，因此生活中需要特別注意。

對於每天勤勤懇懇工作的胃，你對它了解多少呢？胃到底長甚麼樣？胃的功能有哪些？養胃除了規律飲食，還需要怎樣呵護它？不同人群養胃方式一樣嗎？詳細了解這些知識，是養胃的基礎。

本書結合大量生活實踐及臨床案例，總結出生活中常見的護胃、養胃要點；同時亦結合傳統中醫醫學書籍及大量有效的實踐，總結出養胃的調理方法，包括食療、按摩、中藥、艾灸等。沒有胃病的朋友可以實踐，使胃更強健，抵抗力更強；有胃病的朋友也可以有所收穫，更有效地調養胃部，使身體早日恢復健康。

目錄

第一章
胃，你好嗎？

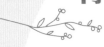

chapter 01

第二章
這樣吃養胃

第三章
常見胃部不適的調理

chapter 03

第四章
胃部疾病及調理方案

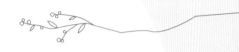

chapter 04

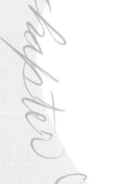

第七章
堅持中醫調理，
養胃有成效

chapter 07

第八章
脾胃這樣養

chapter 08

第九章
運動減輕脾胃負擔

chapter 09

chapter 01

胃，你好嗎？

第一章

中醫講胃為後天之本，因為它是水穀之海、氣血之源，是維持人體營養加工和運輸的臟腑，因為胃的正常運轉，我們的身體才能獲得營養和能量。胃就像身體的油箱，是消化道的重要組成部分，身體健康與否跟胃的狀態息息相關。胃不適時，我們也往往能在第一時間感知到。今天，你的胃，還好嗎？

身體的「糧倉」

人的消化是一個非常複雜的系統工程，需要胃、脾、小腸、膽等多個器官共同合作來完成，其中，胃作為人體主要的消化場所，其生理功能主要是接受和容納吃進去的食物，並對食物進行初步消化。

胃就像身體的糧倉，我們日常攝入的水和食物，都會進入胃裏，由胃進行收納、研磨；胃還要分泌胃液，對食物進行溶解，再由整個消化系統進行分解、運送，從而供給機體所需的營養物質。

《黃帝內經・素問》中說「胃為倉廩之官、五味出焉」。胃是食物的儲運場和加工廠，是食物消化的重要器官。

胃的生理結構

胃是人體消化道中最膨大的部分，形狀像一顆大蠶豆。上與食道相連接的部位即胃的入口，稱賁門；下接十二指腸的出口處叫幽門。正常人的胃在腹腔的左下方，直立時的最低點不應超過臍下二橫指。

胃的結構分為胃底、胃體和胃竇三部分，胃底為胃的最上部分，胃體為胃底以下的部分，從胃角切跡向右至幽門的部分為胃竇。一般胃底負責臨時儲存食物，胃體負責攪拌，胃竇負責排出。但這些分工並不是獨立的，互相之間還會協調合作。

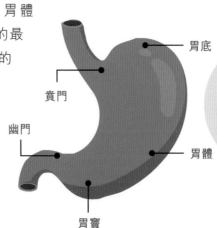

賁門

幽門

胃底

胃體

胃竇

胃的位置在人體的上腹部，胃有問題往往會體現為上腹部不適。

胃的容量有多大

胃是一個空腔器官，當充滿食物時，會飽脹得像一根大茄子；當裏面沒有食物或水時，則會癟下去像一根黃瓜；當胃裏沒有可消化的食物時，裏面通常會有大約 50 毫升的胃液。

人的胃約為一個拳頭大小，進食後可以膨大至數十倍。空腹時胃容量大約為 50 毫升，而進食後，成年男性的胃容量約為 1400 毫升，成年女性約為 1200 毫升。嬰幼兒的胃容量隨着年紀增長而增加。

不同年齡的人胃的正常容量值

出生後 1~2 天	出生後 3~6 天	出生後 7 天~6 個月	出生後 6~12 個月	成年人
豌豆 7~13 毫升	葡萄 30~60 毫升	草莓 60~90 毫升	西柚 90~480 毫升	哈密瓜 1200~1400 毫升

胃的消化功能

食物經牙齒咀嚼後，被吞嚥進入食道到達胃，在胃的不斷蠕動下，經過胃酸超強的腐蝕和殺菌作用，以及胃蛋白酶的分解作用，吃進去的食物被混合均勻，初步消化研磨變成食糜。然後胃的幽門開放，胃的蠕動作用將食糜推送入腸道進行消化吸收，變成小分子的營養物質進入血液循環。

胃的蠕動作用由迷走神經控制，由胃平滑肌發出蠕動信號，正常情況下是每分鐘 3 次左右。

成年人的胃可容納 1~2 升食物，人在進食後食物可以在胃內停留較長時間，使食物得以慢慢進入十二指腸，這就保證了食物在小腸內的消化和吸收。

胃的防禦功能

　　胃黏膜屏障，指胃黏膜上皮細胞頂部和相鄰細胞膜緊密連接構成的一層脂蛋白層，它可以防止異物和病原體的入侵。

　　胃黏液有潤滑作用，可減少食物對胃黏膜的損傷，也能減少胃酸、胃酶對胃黏膜的侵蝕，對胃有保護作用。

　　胃還有一定的自癒能力，胃黏膜受損較輕時，比如得了慢性胃炎、輕度胃潰瘍，患者只要注意調節飲食和生活作息，病情可以緩解或自癒；嚴重者則需要藥物治療並結合飲食調理。

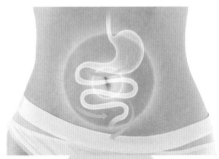

胃表面的黏膜組織有着強大的自癒能力。

食物在胃中停留的時間

　　不同食物在胃中停留的時間不同。通常，進食流食、碳水化合物類食物及水果等後胃排空較快，胃消化蛋白質較慢，消化脂肪類更慢。因此，人們吃了葷食後不易感到飢餓。

食物種類	在胃中停留的時間
液體	5~10 分鐘
水果	20~30 分鐘
煮熟的蔬菜類	45 分鐘
大米、麵食等	約 1 小時
牛奶及奶製品	低脂 1.5 小時，全脂 2 小時
雞肉	1.5~2 小時
牛肉、羊肉等	3~5 小時

胃健康的人更長壽

在醫院裏，為患者進行疾病治療的同時，醫生通常會囑咐患者需要注意一些飲食細節，因為營養充足有利於患者身體的康復。

只有胃健康，消化能力才會強大，更加積極地為機體其他器官運化營養，自然更容易長壽。中醫講「腎為先天之本，脾胃為後天之本」。脾胃功能強健是其他臟腑健康運行的前提條件。

正因如此，胃健康是生命健康的核心力量。胃健康，身體的氣血才能充足，各器官才能有條不紊地運行。

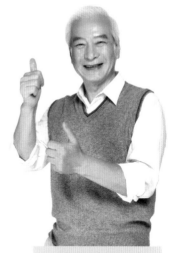

脾胃是氣血生化之源，脾胃強，身體才能健康。

胃不好，首先傷肺

胃的消化吸收、運化功能不足，首先會影響肺臟。因為體內營養不能得到充足的供應，導致體質虛弱，而體質虛的人更易受風寒、風熱等外邪影響。肺臟功能差的人常有說話聲音低微、呼吸短促、咳嗽、喘息等表現。因此有肺部疾病的人更需要注意營養的攝入，加強對脾胃的調理。

脾胃運化功能失常，會導致濕氣凝聚，上逆犯肺，易造成痰多的症狀。外感風熱也會影響肺輸布津液的功能，從而導致脾胃受傷，出現面色枯黃、頭暈、咳嗽、四肢無力、消化吸收能力變差的症狀。

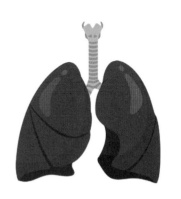

脾胃虛弱影響肝功能

　　人如果脾胃虛弱，會使肝臟的疏泄與排毒功能受到影響，導致出現面目泛黃、小便赤黃、肋骨疼痛等症狀。

　　《黃帝內經・素問》中說：「食氣入胃，散精於肝，淫氣於筋。」意思是肝臟中所藏的血液、營養都來自於脾胃對水穀的運化。脾胃健康時，造血系統就能有充足的原料，機體就能健康運行。同時，肝血充足且貯藏疏泄有度，也會使得氣血暢行無阻，有利於脾胃保持健康。

脾胃與心臟互相影響

　　胃部的經絡與心臟相通，如果長期飲食失節，過量食用肥膩、高糖、酒精、辛辣等食物，就會導致脾胃運化失調，引發胃熱，從而導致胸悶、心煩、腹脹、便溏、夜臥難安等症狀。長期進食過少或脾胃消化、吸收能力差，會引起心血不足、心神失養等心脾兩虛的症狀。

　　反之，心臟功能虛衰也會導致脾胃失去滋養，使脾胃虛寒，引起痰多、尿少、身體浮腫、心悸、頭暈目眩等症狀。

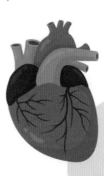

心臟疾病引起的身倦、乏力、氣短等，也會影響脾胃功能的運化。

胃不好傷腎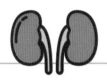

　　長期脾胃虛弱會導致腎臟功能紊亂，使腎的排泄功能受到影響，從而使身體出現下肢浮腫、腰膝痠軟、四肢發冷、不育等症狀。

　　中醫講「腎為先天之本，脾胃為後天之本」，腎與脾胃為相輔相成的關係。人如果經常晚睡或熬夜，或常吃寒涼食物，就易導致脾胃虛弱，不能夠運化水穀精氣來滋養腎臟。脾胃調理好了，腎臟才能有足夠的「精力」來化生精血，人也會精、氣、神兼具。因此，想要改善腎虛，必須同時調理脾胃。

胃與腸互相影響

　　胃與腸都是人體消化系統的重要組成部分，腸道接受胃腐熟及初步消化的食糜後，進行進一步的消化吸收與傳輸。

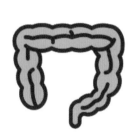

　　胃內有實熱會使體內津液大量消耗，導致大腸傳導不利，引發便秘。同時，大腸缺乏津液，燥結不通，也會影響胃的和降，導致噁心、嘔吐、食慾不振等症狀。

膽與胃同病

　　中醫上講膽胃同病，膽隨胃降。膽與胃同為六腑，共同主管氣機的升降及飲食的消化，二者和諧才能正常發揮作用。膽火不降反升就會犯胃，使患者出現嘔苦、嘈雜①、泛酸等症狀。

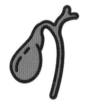

　　而在臨床上，膽囊炎、膽石症等患者常併發胃、十二指腸的炎症及潰瘍，表現症狀為胃脹、胃痛及兩肋痛、口苦等。

① 指胃中似飢餓、空虛伴灼熱的感覺。

胃健康的表現

判斷一個人的胃是否健康，可以根據以下幾點。

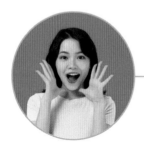

1. 氣色好，面色紅潤，有光澤。飲食較正常，胃的消化功能良好，可為身體提供正常運轉所需的營養。

2. 明顯的飢餓感和飽腹感，食慾良好。到飯點了就會感到肚子很餓，對於清淡可口的食物也能吃得津津有味，飯量適中。

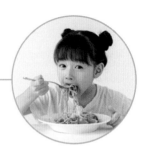

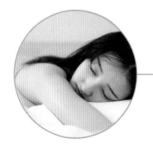

3. 精力充沛，在休息時很快進入深度睡眠；在工作時不被乏力、精神倦怠等問題困擾，頭腦清晰，工作效率高。

4. 無口臭、口腔潰瘍、口舌上火等現象。

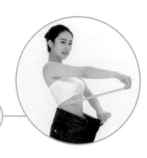

5. 體形勻稱，身材適中，BMI[1] 在正常範圍內。

6. 無運動情況下，很少出虛汗，很少打嗝，也基本無胃痛、胃酸等現象。

① 體質指數（BMI）＝體重（千克）÷ 身高的平方（米^2）。正常值為 18.5~23.9。

「十人九胃」的現狀

在中國的三級醫院內科門診，消化內科患者是最多的。俗話說「十人九胃」，是指十個人裏面就有九個人患胃病。

1. 幽門螺旋菌（HP）感染：中國人的飲食習慣是共餐制，人與人之間容易發生 HP 感染。眾所周知，HP 感染是導致慢性胃炎、消化性潰瘍和胃癌的重要原因。

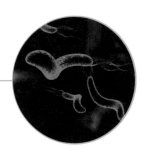

2. 飲食因素：食品中的某些添加劑、水果和蔬菜中的農藥殘留，過量的酒精攝入，經常食用深加工食品，食用新鮮蔬菜較少，都是誘發胃癌的因素。

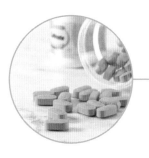

3. 非甾體抗炎藥：以阿士匹靈為始祖，誕生了龐大的藥物家族，是目前臨床上應用非常廣泛的藥物，但這類藥物易誘發複合性潰瘍。

4. 吸煙：吸煙者消化性潰瘍發生率比不吸煙者高，吸煙影響潰瘍癒合，同時易導致潰瘍復發。

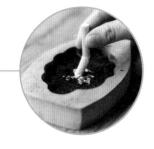

5. 精神緊張：臨床觀察發現，長期精神緊張、過勞，易使消化性潰瘍發作或加重，因此情緒應激可能是主要誘因。

胃病先兆的自查

胃不舒服、泛酸、胃脹已經成了現代人的通病，但說起胃病，很多人還是覺得離自己很遠。對照以下胃病早期表現和先兆，看看自己是否有這些症狀。

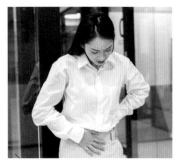

1. **疼痛**：這是胃病常見症狀之一。導致胃痛的原因很多，表現形式也複雜。病因包括受寒、氣滯、血瘀等，表現形式有隱痛、刺痛、絞痛。

2. **氣脹**：這也是胃病常見症狀之一。如果脾胃運化失常，或因寒受阻，或其他因素，都會導致胃內氣體不能及時正常排出，從而導致氣脹。

3. **食脹**：由於各種因素，胃不能正常消化食物，或者腸胃蠕動過慢，都會導致食脹。

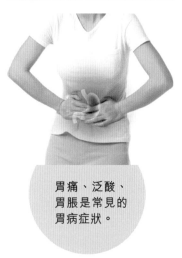

胃痛、泛酸、胃脹是常見的胃病症狀。

4. **舌淡無味**：中醫理論認為，脾與胃相表裏，開竅於口，如果脾受困，或其他原因導致脾虛，就會引起患者食不知味、食慾減退。

5. **口苦**：是肝膽受熱的典型症狀，也是膽氣上泛的表現。西醫診斷為膽汁反流性胃炎。

6. **面色**：胃病患者病史過長，面色容易萎黃、暗淡無光。

7. **舌苔顏色**：脾胃健康的人舌體柔軟，活動自如，顏色淡紅，有潤澤，舌苔薄白。而人在患胃病初期，舌苔黃，口有異味，此為實證。胃病長期持續，舌苔轉白，便秘者舌質肥厚，疼痛者舌質有瘀斑。

8. **噁心嘔吐**：飲食失常、寒溫不適引起的胃病，容易造成患者噁心嘔吐。

9. **打嗝噯氣**：跟情緒有關，或者因吵架、壓力過大等導致胃病的患者容易有此症狀。

10. **胸悶**：以氣不順、滯留胸腔為特徵，脾氣暴躁者易有此症狀。

不良飲食習慣很傷胃 017

　　我們的胃很強大，分泌的胃酸可以促進食物水解，同時殺死大部分對人體有害的細菌；胃也很忙碌，自我們進食第一口食物開始，胃就開始工作；同時，胃也很脆弱，我們如果飢一頓，飽一頓，或者長期過多進食辛辣的、味道重的、甜的食物，也會對胃造成損傷，引發多種胃部疾病。

　　幸好胃有很強的自我修復能力，通過改正不良飲食習慣，可以使胃的健康狀況得以改善。

暴飲暴食：胃很疲憊 018

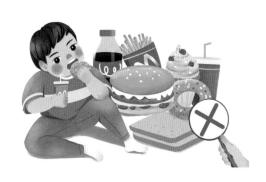

　　胃壁是由肌肉組織構成的，有很強大的伸縮性，就像氣球一樣，可以被撐大。如果無限制地吃下去，胃進一步擴張，胃壁肌肉纖維就會被拉得很薄，有破裂的風險。

　　過量攝入食物，會導致脾胃超負荷工作，食物在胃內停留的時間延長，從而造成胃部肌肉疲勞、胃動力下降。

狼吞虎嚥：胃承受不了 019

　　口腔在咀嚼食物時，不斷地向下丘腦的飽中樞發出信號，是引起飽腹感的刺激因素之一。吃飽到大腦感知飽的信號會有 20 分鐘左右的延遲。有的人吃飯速度過快，當感到吃飽時，其實早已進食過量了。

　　另外，進食過快也容易導致進食時忽略飲食的溫度和雜質，攝入燙食或不小心吃下棗核、魚刺等尖銳物質，造成食道黏膜和胃黏膜的損傷。

過量飲酒：胃受傷了

有些人很是嚮往「會須一飲三百杯」的豪邁，可是，造成的苦果卻由胃來承擔。飲酒過量，胃需要很長一段時間來修復黏膜損傷。

正常的胃黏膜表層上皮細胞和胃小凹清晰可見，分佈很均勻。人在喝酒後，酒精首先在胃內滯留，與胃黏膜直接接觸導致黏膜液變薄、黏膜上皮細胞壞死脫落，嚴重者導致微血管內皮損傷、組織缺血，從而導致胃黏膜糜爛或潰瘍。

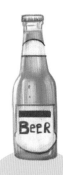

有研究證明，酒精是引起胃黏膜損傷的重要原因。

過量飲酒後引起的劇烈嘔吐會加重食道損傷，增加反流性食道炎的發病率。酒精度數越高，對胃黏膜的傷害越大，烈性酒會嚴重刺激胃黏膜，導致急性酒精性胃炎。人如果長期飲酒，胃黏膜就會因不斷受到酒精刺激而發炎，導致慢性胃炎及十二指腸潰瘍。飲酒同樣會增加患胃癌的可能性。

長期節食：胃快沒力氣了

長期節食會直接傷及胃，當胃長期處在沒有甚麼食物可以消化的狀態時，基礎胃酸的分泌就會作用於胃黏膜，胃脹氣、胃痛、泛酸的症狀也會出現。同時，過多的胃酸會腐蝕胃黏膜，長此以往，容易導致胃部血管硬化，引起胃潰瘍等胃部疾病。

還有一種比較流行的節食減肥方法，就是不吃主食，這樣也會損傷脾胃。米、麵等是比較易消化的食物，可以滋養脾胃。胃長期得不到滋養，其運化能力和承受能力就會減弱。

飲食不潔：小心幽門螺旋菌 / 022

常言道病從口入，過期的食品、變質的飯菜、廚房衛生條件不佳等可能會使細菌、病毒、寄生蟲通過污染食物被我們吃進去。這些被污染過的食物可能會導致急性腸胃炎、寄生蟲感染等。

不潔食物和飲用水、用餐時的交叉感染可能會導致幽門螺旋菌感染，進而引起萎縮性胃炎等胃病。

憂思傷脾胃 / 023

憂思深慮形體瘦

中醫有「憂思傷脾」的說法，適當的思慮對身體不會產生不良影響，但思慮過度就會影響脾胃的正常生理活動，進而使機體出現病症。

「胃是情緒的晴雨表」，一個人常常心事重重、緊張、心理壓力大，會導致脾氣鬱結，脾胃升降失調，食慾不振、飲食不化，身體也就得不到水穀精微的濡養。因此，憂思過度的人形體消瘦或者虛胖、面色無華、精神不振、四肢倦怠無力，生活中常伴隨有失眠、神經衰弱、消化不良等症狀。

不良情緒引發的胃病也要治療

情緒性胃病也是胃病，會導致食慾不振、消化不良等症狀，甚至引發消化系統疾病，比如胃炎、胃潰瘍等，同樣需要醫治。不能因為知道症狀是由不良情緒引起的，就認為只需調節情緒就夠了，檢查胃部發現問題並積極治療也很重要。

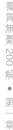

喝冷飲傷胃

　　夏季天氣炎熱，人們喜吃雪糕、冰淇淋，喝冰鎮飲料等，甚至在冬季吃雪糕也成為一種時尚。我們在享受寒涼食物帶來的味覺刺激時，也要承受脾胃受寒帶來的後果。大量吃冷飲會使消化液的分泌及腸胃功能受影響，常見表現是舌苔白膩，輕則腹痛、腹瀉，重則噁心嘔吐。

寒性食物傷胃

　　有些食物雖不是冰鎮的，但屬於寒性食物，如涼茶，其成分以菊花、金銀花等為主，有祛火、清內熱的功效，但是脾胃虛寒的人不宜多喝，過度飲用會加重脾胃虛寒的症狀。

　　螃蟹、田螺、蛤蜊等海鮮類食物以及黃瓜、空心菜、香蕉、梨等都是寒性食物，在食用時需要注意控制食用量，不要一次性吃太多，可以搭配熱性或平性食物，以免加重脾胃虛寒。

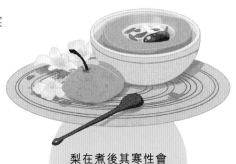

梨在煮後其寒性會降低，胃不好的人可以喝梨飲湯。

貪涼傷胃

　　脾胃在夏季更需要保護，不要長時間待在空調房裏，多去戶外活動。睡覺時也最好用薄毯護住腹部，防止脾胃受寒。

　　有些人追求時尚，喜歡穿露臍裝或不穿襪子，秋冬季節也喜歡露出腳踝，這些習慣會使身體重要部位受涼，進而影響五臟六腑及經絡的運行。比如肚臍部位有關鍵穴位神闕穴，腹部周圍有中脘穴等，這些部位受涼會導致經絡運行不暢，引起一系列腸胃問題。

濫用藥物傷胃

非甾體類藥物

人們感冒、咳嗽、咽痛、腹瀉時，往往自行購買一些止痛藥、消炎藥服用，這些藥物中的某些有效成分會刺激胃黏膜，對胃造成損害。

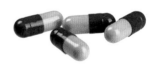

長期不規律地服用此類藥物，會直接損傷胃黏膜，抑制胃黏膜保護因子的合成，削弱胃黏膜屏障的功能，進而造成胃部不適，嚴重的可導致胃病。

糖皮質激素

用於治療風濕性關節炎、濕疹、哮喘等疾病的藥物會含有糖皮質激素，過量使用會增加胃酸及蛋白酶的分泌，造成胃的損傷，誘發消化性潰瘍，嚴重者可出現胃出血、胃穿孔。

吸煙也會傷胃

有研究表明，吸煙者的胃潰瘍發病率比不吸煙者高 2~4 倍，吸煙還會使胃炎、胃癌等患病的概率大大增加。

吸煙引起和加重胃病的罪魁禍首是尼古丁，它能作用於迷走神經系統，破壞正常的腸胃活動。人在吸煙時，煙霧隨食道進入胃，直接刺激胃黏膜，引起胃黏膜血管收縮、痙攣、缺血、缺氧等。煙霧中的尼古丁可鬆弛賁門和幽門括約肌，易使胃酸倒流入食道，引發食道及胃部疾病。另外，吸煙會使胃酸分泌過多，損傷胃壁；煙霧中的多種致癌物還會增加患胃癌的風險。

要想小兒安，三分飢與寒 027

兒童的胃容量比較小，最需要注意的問題就是不要過度餵哺。兒童吃得過多易造成胃部損傷，同理，兒童穿得過多也會導致火氣加重，飲食和衣着以合適即可。

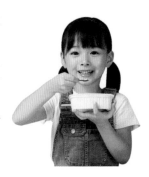

兒童的胃發育尚未完善，胃黏膜薄弱，肌肉不發達，胃液分泌少，所以消化能力弱於成年人。更需要注重飲食清淡、營養均衡、少食多餐。

年輕人，熬夜傷胃 028

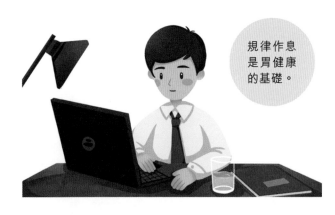

規律作息是胃健康的基礎。

很多年輕人喜歡熬夜，通宵工作學習、打遊戲、看劇等，這對胃也有傷害。

《脾胃論・脾胃勝衰論》中指出：「飲食不節，勞役所傷，以致脾胃虛弱」。意思是熬夜過勞、用腦過度，會影響腸胃神經系統功能，導致腸腦互動異常，引發一系列的功能性腸胃疾病，使人出現腹脹腹痛、噯氣[①]泛酸、食量減少、大便異常等症狀。

熬夜常常伴隨着三餐不規律。有調查顯示，經常三餐不定時的人患胃癌的危險性是常人的 1.3 倍。

① 噯氣：胃裏的氣從口裏出，意思即打嗝。

老年人養胃，重在養護

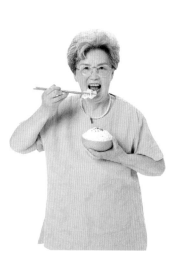

老年人隨着年齡的增長，腸胃功能減弱，消化腺分泌功能降低、腸胃蠕動減弱，導致消化功能減退，稍不注意就容易出現胃脹等不適。

如果進食過多，食物長時間不能充分消化，在胃中滯留的時間過長，就容易造成消化不良、胃部飽脹。這會使橫膈膜的活動受阻，引起呼吸困難，增加心臟負擔。因此老年人需要格外注意胃部的養護，養成三餐定時定量、細嚼慢嚥的習慣，飯後可以進行適量運動以促進腸胃蠕動。

職場「保胃戰」

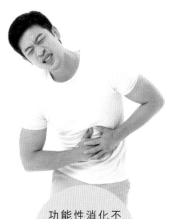

上班族往往工作繁忙，精神壓力大，很容易胃痛，長此以往，有可能會引起腸胃功能紊亂；上班族常常會三餐不規律，早飯急匆匆地被遺忘，午飯簡單應付，晚飯大吃大喝，睡前來點夜宵，這些都可能導致腸胃功能紊亂，營養供應發生障礙，出現泛酸、飽脹、噯氣等症狀，嚴重者可能發展成胃炎、胃潰瘍等一系列疾病。

長時間開車也會對腸胃造成不利影響。當人在飯後駕駛時，血液被供應到緊張的肌肉和大腦裏，腸胃供血不足，也會加劇胃病的症狀。

功能性消化不良、胃炎、胃潰瘍的發病率日趨升高。

春季養胃：減酸增甘

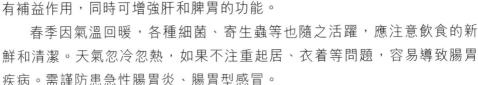

　　春季，陽氣開始升發，是養肝的好時機。脾胃出現問題，就會出現氣血虛，進而導致肝虛，因此在養肝的同時要注意養胃。在飲食上應做到「減酸增甘」，即少吃酸的食物，適當多吃性溫、味甘的食物，如山藥、小米、紅棗等，可提高機體免疫力，對人體陽氣有補益作用，同時可增強肝和脾胃的功能。

　　春季因氣溫回暖，各種細菌、寄生蟲等也隨之活躍，應注意飲食的新鮮和清潔。天氣忽冷忽熱，如果不注重起居、衣着等問題，容易導致腸胃疾病。需謹防患急性腸胃炎、腸胃型感冒。

夏季養胃：祛濕熱，健脾胃

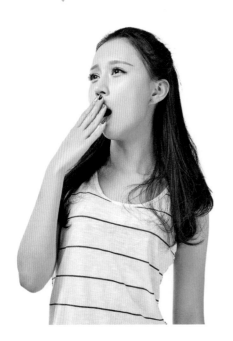

　　夏季暑熱多雨，長夏對應於脾，暑熱容易與濕邪相合，侵犯脾胃，導致脾胃濕熱，多發腸道疾患。夏季養脾胃應注意濕熱之氣對脾胃的困擾，不要貪涼，久吹空調、喜吃冷飲都會導致體內濕氣加重。

　　夏季要注意保證充足睡眠，飲食宜細嚼慢嚥，減輕腸胃負擔。還可以進行揉腹、臂單舉及輕緩的運動來達到祛濕熱、健脾胃的目的。

秋季養胃：多酸少辛

秋季主燥，內應於肺，肺與脾胃同主氣。初秋時節，暑濕尚未散去，脾胃功能尚未恢復，很容易受傷。辛辣食物如辣椒、生薑、蒜等可以打開味蕾，健脾開胃，但這些食物會助燥傷陰，使身體內熱加重，可以多吃些銀耳、葡萄、石榴等。

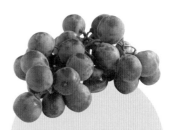

適當吃一些葡萄能健脾和胃、安神、舒緩疲勞。

秋季氣候乾燥，要注意補水，可以吃一些水果，如梨、蘋果等；喝一些滋陰的茶，如百合茶、桂花茶等。

冬季養胃：多溫熱，少寒涼

冬季天氣寒冷，內應於腎，寒冷傷腎而累及脾胃，因此要注意保暖。腎的精氣主要由脾胃運化的營養所提供，寒涼的食物容易損傷脾胃，使水穀精微不足，導致腎精不足而生病。冬季要注意多吃一些具有溫補腎陽功效的食物，如黑芝麻、木耳、黑米、黑豆、核桃等。

冬季還應注意防寒保暖，進行適量的有氧運動。

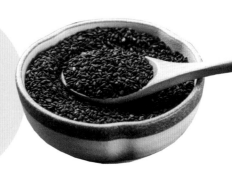

黑芝麻中含有大量的膳食纖維，有潤腸通便的功效。但是腸胃不好的人最好不要空腹吃黑芝麻。

chapter 02

這樣吃養胃

第二章

俗話說，胃病「三分治，七分養」。一般消化不良、胃炎和胃潰瘍等病，都有復發的特徵，只依靠醫學治療並不能從根本上消除病根，只有輔助飲食調理才有可能治癒。胃有自己的「生物鐘」，只要我們好好待它，它就會規律運行。

規律的三餐可以使胃有規律地工作與休息，良好的生活作息對提高工作、學習效率有重要意義。通常早餐、午餐及晚餐三餐比例以 3：4：3 為宜。

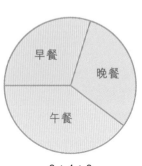

3：4：3

早餐最佳時間是7：00～9：00

起床 20~30 分鐘後再吃早餐最合適，此時食慾最旺盛，攝入的營養可以被人體充分吸收。早餐前可以喝一杯溫開水或溫牛奶等，補充身體在睡眠期間丟失的水分，有利於腸道蠕動。按時按量吃早餐，還可以防止午餐進食過多。

午餐最佳時間段是11：30～12：30

午餐既需要補足上午的能量消耗，還要提供下午的能量所需，因此是一天中進食量較大的一餐，需要吃飽，但不宜過飽。健康的午餐，五穀應佔大約 1/3 的比例，配以新鮮的蔬果、魚類或畜禽類，葷菜以蒸、煮等清淡做法為主，避免油膩、味重、高糖食物。

晚餐最佳時段是17：00～18：30

晚餐可以選擇一些能量低、飽腹感強的食物。盡量給腸胃在睡眠前留足 4 小時的消化時間，避免腸胃在夜間負擔過重。

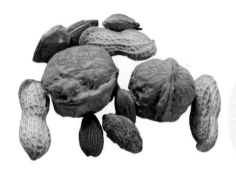

兩餐之間可以適量吃些零食，補充能量，比如一小把堅果或一個水果等。

七分飽，剛剛好

　　人體有儲存能量的機制，吃一頓飽飯之後，身體就有一部分細胞將剩餘的能量儲存在體內，為以後可能會出現的進食不足做儲備。

七分飽，有助於維持正常的代謝

　　有意識地讓自己保持適當的飢餓感很重要，每餐都吃得過飽，導致腸胃不停地工作，得不到休息，影響身體的排毒和代謝，也會造成胃動力的損傷與下降。

　　吃七分飽剛剛好，胃的工作張弛有度，胃動力良好，胃酸分泌保持在正常水平。古人說：「吃飯留一口，活到九十九。」

七分飽，有助於保持正常的食慾

　　腸胃消化食物是需要一定時間的，在正常情況下，消化完一餐食物需要 4~5 小時，進食七分飽，在下一頓飯前就可以感到輕度的飢餓感，在飯點進食剛剛好。

　　如果進食過量，到了飯點，胃裏的食物還有部分沒有消化完，容易感到沒有食慾。

七分飽，不積食

　　每餐吃得過飽，食物堆積在胃裏，脾胃的運化負擔加重，會導致積食。積食易引起口臭、泛酸、胃脹、胃痛等問題，長期下去還易引發胃病。

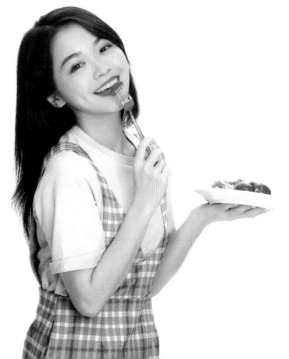

　　兩千年前，《黃帝內經·素問》中就提出「五穀為養，五果為助，五畜為益，五菜為充」的配膳原則。這個原則放在今天同樣有參考價值。

　　《中國居民平衡膳食（2016）》指出健康成年人應每天喝 300 毫升奶，吃 1 個雞蛋，蔬菜的量要比主食（穀薯類）的量稍多。

　　五穀雜糧，酸苦甘辛鹹，每種食物我們都需要吃一些，保持均衡營養。如果偏食，長期不吃某一種食物，就會影響胃對該種食物相關消化酶的分泌，有可能帶來各種不利影響。

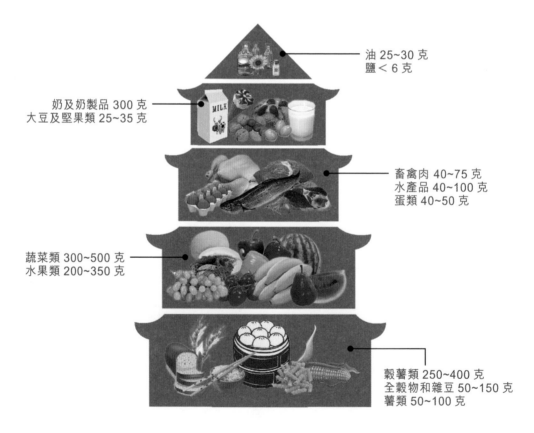

油 25~30 克
鹽＜6 克

奶及奶製品 300 克
大豆及堅果類 25~35 克

畜禽肉 40~75 克
水產品 40~100 克
蛋類 40~50 克

蔬菜類 300~500 克
水果類 200~350 克

穀薯類 250~400 克
全穀物和雜豆 50~150 克
薯類 50~100 克

建議大家將這張「膳食寶塔」複印後貼在冰箱上，提醒合理搭配飲食。

早上 7~9 時為一天中人陽氣較盛的時段，也就是中醫説的胃經經氣旺盛的時候，這時腸胃消化能力強，最適合補充食物和營養。此時吃早餐不僅易於消化且吸收效果也佳，所以早餐要吃好。

早餐要吃得營養

營養的早餐既要為身體提供能量，又不能給腸胃造成太重負擔。早餐食物種類應該盡量豐富，均衡飲食。主食可以選擇蒸熟的粟米、山藥、南瓜、紅薯等。粗糧含有豐富的膳食纖維，有助於消化，可以健脾開胃、養胃。米粥和豆漿比較易於消化，可以補充身體缺失的水分。

含蛋白質比較高的蛋類和瘦肉不僅能預防進食過量，還能提升早餐質量。瘦肉中富含血紅素鐵，早餐中可吃少量瘦肉。蛋黃中富含卵磷脂，有助於補給大腦營養，增強記憶力。早餐喝一杯牛奶可以補充身體必需的鈣。

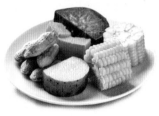

早餐可適量進食粗糧，有助於健脾開胃。

吃早餐不易長胖

早上 7~9 時脾胃的運化功能較強，食物容易被消化吸收。9 時以後，脾經當令，會把食物變成精血，輸送到五臟中，所以早餐的「利用率」是最高的，即便是吃得稍微多些，也不易發胖。不吃早餐容易傷害胃，而且身體血糖降低，就會出現頭昏、乏力、心慌等症狀。餓久了，還容易患胃炎、膽囊炎等疾病。

人在不吃早餐的情況下，身體會分解糖原、蛋白質來產生能量，並且在下一次進食時會儲存更多的脂肪，從而導致肥胖。養成按時吃早餐的習慣，不僅可以提供豐富的能量和營養，還可以提高新陳代謝率，有助於瘦身。

不要趁熱吃

「飯快涼了，趁熱吃」，這是一句充滿溫暖和關切的話語，但是一味追求食用過燙的食物，就有可能對腸胃造成損傷。

進食過燙的食物，會燙傷口腔和食道黏膜，也容易刺激胃，造成胃痙攣，還易造成胃黏膜損傷，引發胃炎、胃潰瘍等疾病。另外，高溫刺激也影響我們對美食的味覺體驗。

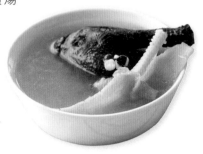

最適宜的進食溫度在 10~40℃。人體口腔耐受的溫度為 50~60℃，當感到很熱時，溫度一般在 70℃ 左右，就需要涼一會兒再食用。

高鹽飲食危害大

如果一個人在日常飲食中長期攝入大量鹽分，會使胃黏膜受損，還會影響胃酸的分泌，導致胃炎或胃潰瘍的發生。高鹽飲食還會加重腎臟負擔，引發高血壓等疾病。

不同年齡的人對於食鹽的需求量

飲食中無須加鹽
1 歲以下嬰兒

每日不超過 3 克
4~6 歲幼兒

每日不超過 6 克
11 歲以上及
健康成年人

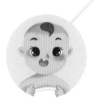
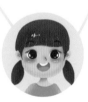

每日不超過 2 克
1~3 歲幼兒

每日不超過 4 克
7~10 歲兒童

白粥養胃論 VS 白粥傷胃論

中國人自古就有喝白粥的習慣，在經濟並不富裕的時期，白粥作為一種易於下嚥且飽腹感強的食物陪伴了人們很多年。但近期有專家指出，早餐不宜喝白粥，一時間，白粥沒營養、白粥傷胃等論點甚囂塵上。那我們到底要不要喝白粥呢？

白粥養胃論

所謂「虛不受養」，脾胃虛弱的人吃營養豐富的食物會使脾胃虛弱加重，欲速則不達。粥溫軟細爛，更便於脾胃虛弱的人進行營養吸收。

中醫也有食療建議，叫「糜粥調養」，即用軟糯的稀粥來調養身體很虛弱的人，比如脾胃虛弱的慢性病患者，這個調理的作用是緩慢而穩健的。

白粥傷胃論

白粥主要營養為碳水化合物，營養成分單一，人體還需要蛋白質、維生素、膳食纖維、礦物質等其他營養素。早餐長期只喝白粥會導致營養不良，而且喝粥帶來的飽腹感維持的時間有限，容易因身體能量供應不足而產生低血糖。有些人喝粥還會導致泛酸、胃脹，反而傷胃。

由此，我們得出，短期的術後調養或處於身體虛弱狀態時，可以適當喝白粥。而當身體漸漸恢復時，應逐漸豐富食物的種類，加強營養。在煮粥時，應注重食材的搭配，燕麥、糙米、小米、南瓜等都可以與大米搭配，使粥的營養更豐富。

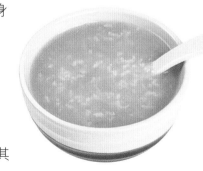

不管喝甚麼粥，都應聽從身體的信號，如喝完有泛酸等不適現象，就應嘗試其他食物。

平心靜氣地吃飯

現代人生活節奏比較快，吃飯常常成了一件順便的事情。有人喜歡拿個餅、包子、三文治一邊走一邊吃，有人則喜歡對着手機、電腦邊看邊吃飯，還有的家長為了讓孩子乖乖吃飯，給其看動畫片，使孩子漸漸養成不給看動畫片就不吃飯的習慣。

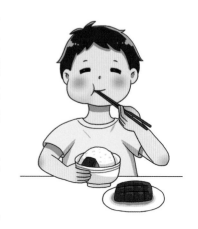

邊幹其他事邊吃東西，大腦既要負責消化系統的指揮工作，又要注意運動系統的調節，易導致消化不良，引起打嗝、脹氣、食物嗆入氣管等問題。

平心靜氣地坐下來專心吃飯，細嚼慢嚥，有利於食物的消化吸收，減少患胃炎、胃下垂的風險。

飯後百步走，活到九十九

百歲高齡的唐代著名醫學家孫思邈，在他的醫學著述《千金方》中指出：「平日點心飯後，出門庭行五六十步，中食後，行一二百步，緩緩行，勿令氣急……食畢行步，踟躕則長生。」飯後宜休息幾分鐘，再緩慢行走大約 500 米，不僅可以促進腸胃蠕動、幫助消化、預防便秘，還可以放鬆心情，從而有助於身體健康，達到延年益壽的效果。

如果吃完飯馬上投入學習或工作，或者立馬躺下，易造成身體消化緩慢、失調，導致食積（即食滯）。

體質較差、患有胃下垂或心腦血管病等病症的人則不宜在飯後散步。這類人群可以在飯後靜坐，閉目養神 30 分鐘。

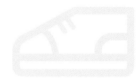

黃色食物健脾和胃

「中央黃色，入通於脾，開竅於口，藏精於脾」。中醫講五色入五臟，五味入五臟，黃色及甘味食物補脾胃。脾在五行屬土，與黃色相應，黃色食物多屬甘味，如南瓜、小米、黃豆、粟米等，適當食用可增強脾胃運化的功能。

黃色食物可以提供豐富的 B 族維生素、胡蘿蔔素。維生素對營養的消化、吸收以及人體的新陳代謝能起到輔助和促進作用，同時具有抗氧化、延緩衰老的功效。

甘味食物健脾養胃

中醫認為，甘味與脾相應，屬土，對人體補養作用最強。甘味入脾，脾的作用主要是運化水穀精微。甘味食物具有緩急、潤燥的作用，能夠幫助脾運化。

現代人常飲食不規律、作息紊亂，導致脾胃多有虛弱的表現。便秘、胃脹、胃痛等問題時常困擾着人們。

脾胃宜慢養，多食用性質溫和的食物可以預防胃炎、胃潰瘍等疾病。如南瓜性溫、味甘，可起到補中益氣、強健脾胃的作用。南瓜與小米搭配煮粥是調理脾胃的常見做法。此外一些白色食物對脾胃也有很好的食療功效，如山藥、薏米。薏米炒製後泡茶飲用可健脾滲濕，具有利水消腫、健脾祛濕、清熱排膿的功效。山藥性質緩和，不寒不燥，補氣而不滯，養陰而不膩，補養脾胃的功效顯著，可用於脾胃虛弱、體倦者。

膳食纖維：促進腸胃蠕動

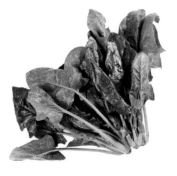

膳食纖維作為人體必需的營養素之一，它既不能被腸道消化吸收，也不會產生能量，而且比普通細糧更容易在食用後產生飽腹感，因此有利於減肥和調節脂代謝。

富含膳食纖維的食物：蔬菜、水果、全穀類、豆類，堅果種子和果皮中也含有豐富的膳食纖維。

膳食纖維可以促進腸胃蠕動，並且有很強的吸水能力，能加快腸道中食物殘渣轉運速度，從而預防便秘。

但是如果膳食纖維攝入過多，可能增加腸胃負擔，影響其他營養素的吸收，長此以往，會造成營養不良，因此食物均衡搭配很重要。老年人不宜一次進食過多的蔬菜、粗糧等。

維生素：使胃更強健

維生素 C 可以清除自由基，有助於抗氧化，增強胃的抗病能力。成年人每日攝取 100 毫克維生素，有助於防病促進健康。攝入 100 毫克維生素 C，相當於一天吃 1 個橙、1 個奇異果或 500 克綠葉蔬菜的量。

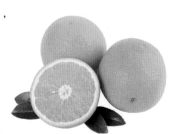

B 族維生素可以促進消化液的分泌、修復胃黏膜，緩解胃炎和胃潰瘍的症狀。

慢性胃炎等慢性消化道疾病患者體內容易缺乏維生素 A，可以通過適當吃動物肝臟，以及富含胡蘿蔔素的紅蘿蔔、莧菜、芥蘭等來補充。

硒：消化道保護天使

　　硒是人體內重要的微量元素之一，它是一種天然抗氧化劑。人體內硒水平的降低，會造成免疫功能缺失及抗氧化能力下降，引起腸胃黏膜屏障不穩定及腸胃黏膜缺血性損傷。而氧自由基增多，也會導致胃炎、胃潰瘍等消化系統病變。

　　補硒能提高人體含硒酶活性，增強機體抗氧化功能，有效抑制活性氧生成，清除人體代謝過程中產生的垃圾、自由基，阻止胃黏膜壞死，促進黏膜的修復和潰瘍的癒合。

水：促進有毒物質的排出

　　人們常因伏案工作或長期在外忙而忘記喝水，很容易出現口臭、便秘等症狀。

常喝水，助排毒

　　成年人每天應攝入 1500~1700 毫升的水，僅通過進食水果、湯、粥等食物獲取的水分遠遠不夠，還需要我們通過喝水來補足水分。以飲料、牛奶完全代替飲用水也是不可取的方法，過多的飲料、牛奶會加重胃和腎臟負擔。

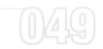

緩解胃酸過多

　　適量飲水還可以緩解胃酸過多引發的胃部不適。而胃動力不足、有消化問題的人應避免在餐前喝水。

喝溫水，提胃氣

　　中醫講「胃喜溫惡寒」，胃屬於足陽明胃經，是一條陽經，早餐喝杯溫水，再進食溫熱的食物，有利於提振胃氣、補充陽氣。

小米：易消化吸收

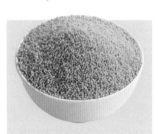

養胃吃法

煮粥、麵食、蒸製。

主要營養素

碳水化合物、B 族維生素、維生素 E、鈣、磷、鉀等。

養胃功效

《本草綱目》説小米「治反胃熱痢，煮粥食，益丹田，補虛損，開腸胃」。小米是傳統的養胃佳品，因其非常容易被人體消化吸收，又被稱為「保健米」。

小米具有健脾和中、益腎氣、清虛熱、利小便、治煩渴的功效，是緩解脾胃虛弱、體虛、精血受損、產後虛損、食慾不振的營養佳品。

晚飯吃一碗小米粥，既有養胃功效，又有助眠作用，還能夠緩解壓力，讓身體和胃都能「睡個好覺」。

桂圓小米粥

材料：小米 50 克，桂圓 20 克，紅糖適量。

做法：1. 小米用清水洗淨；桂圓去殼取肉。

2. 小米和桂圓一同放入鍋中，注入清水熬煮成粥。

3. 出鍋前加入適量紅糖調味即可。

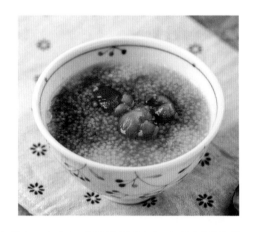

養胃小偏方

小米丸：取小米 100 克，研成細粉，用水和為丸，製成核桃大小。每次取 1~2 個小米丸，用水煮熟，加鹽調味。空腹連湯服下，可助消化，清熱解毒，適合消化不良、反胃嘔逆者食用。

大米：B 族維生素豐富

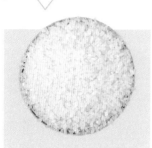

養胃吃法

煮粥、麵食、蒸製。

主要營養素

碳水化合物、B 族維生素、膳食纖維等。

養胃功效

中醫認為，大米味甘、性平，歸脾經、胃經及肺經，具有健脾益氣、和胃除煩、止瀉止痢的功效，可以用來緩解脾胃氣虛、食少納呆、倦怠乏力、心煩口渴、瀉下痢疾等病症。

大米中含有豐富的碳水化合物，並且含支鏈澱粉較多，易溶於水，可被澱粉酶完全水解，轉化為麥芽糖，容易被人體消化吸收。

大米中還含有蛋白質、脂肪、膳食纖維等，為人體提供了必需的能量及營養物質。

芋頭粥

材料：芋頭、大米各 50 克，白糖適量。

做法：1. 將芋頭處理乾淨，去皮，切成小塊；大米清洗乾淨。

2. 鍋中加水，將芋頭塊、大米一同放入煮成粥。

3. 出鍋前加適量白糖調味即可。

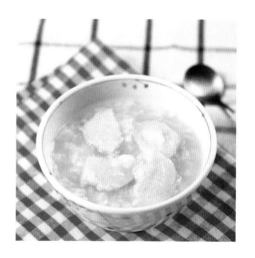

養胃小偏方

米油：選新鮮的好米，稍微清洗一下，不要用力搓，鍋中加足量水，水開後將大米倒入，大火煮開後，轉小火慢熬 30 分鐘。煮好後放置稍涼就會有黏稠的米油。具有補腎健脾、通淋的功效。

薏米：健脾祛濕

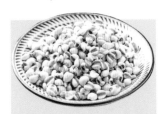

養胃吃法

煮粥、炒製、蒸製。

主要營養素

碳水化合物、蛋白質、維生素、鈣、鎂、鐵、鉀等。

養胃功效

《本草綱目》中有記載，薏米能「健脾益胃，補肺清熱，祛風勝濕」。

薏米既是一種中藥，也是一種常見的食物。其性味甘淡微寒，有利水消腫、健脾祛濕、舒筋除痹、清熱排膿等功效。

薏米中富含多種維生素和礦物質及膳食纖維，可以有效促進腸胃蠕動，減少消化道負擔，對消化不良等症狀有較好的調理效果。

薏米山藥粥

材料： 薏米 30 克，山藥丁 50 克，大米 20 克，枸杞子適量。

做法： 1. 將薏米、山藥丁、大米、枸杞子洗淨後加入適量清水，大火煮沸。

2. 改用小火熬煮成粥即可食用。

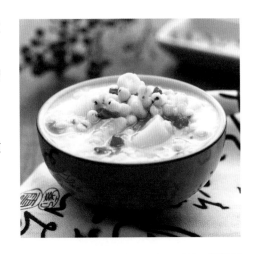

養胃小偏方

炒薏米： 取 200 克薏米用清水洗淨，瀝乾水分。倒入鍋中，用小火慢炒至焦黃、脆又不糊的狀態。冷卻後放入密封罐子裏，早晚取適量炒薏米沖泡飲用即可。

山藥：保護胃黏膜

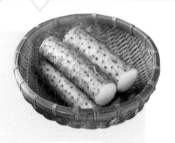

養胃吃法

煮粥、炒製、清蒸。

主要營養素

黏蛋白、澱粉酶、碳水化合物、維生素 C 等。

養胃功效

中醫認為，山藥味甘、性平，入肺、脾、腎經，不燥不膩，具有健脾補肺、益胃補腎、固腎益精、聰耳明目、助五臟、強筋骨等功效。

山藥中所含的澱粉酶能加快碳水化合物的代謝，刺激腸胃蠕動，加快胃排空，非常適合脾胃虛弱、消化不良者食用。

山藥黏液中含豐富的甘露聚糖，這是一種能溶解於水的膳食纖維，吸水後膨脹 80~100 倍，容易產生飽腹感，有助於減肥。

山藥粥

材料： 大米 50 克，山藥 30 克。

做法： 1. 大米洗淨，用清水浸泡 30 分鐘；山藥洗淨，削皮後切片。

2. 鍋內加入清水，將山藥片放入鍋中，加入大米，同煮成粥。

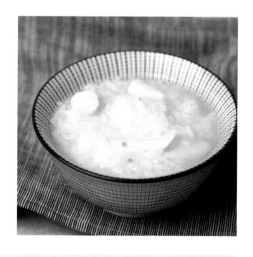

養胃小偏方

山藥銀耳羹： 山藥 250 克，乾銀耳 1 小朵，蓮子、桂圓肉、冰糖各 20 克。先將山藥去皮切丁，銀耳、蓮子泡發，蓮子加水煮軟後放入山藥丁、銀耳、冰糖繼續煮 3 分鐘，放入桂圓肉稍煮即可。此方可生津。

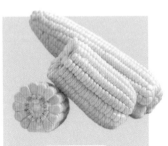

養胃吃法

煮粥、麵食、蒸製。

主要營養素

膳食纖維、胡蘿蔔素、B 族維生素、卵磷脂、維生素 E 等。

養胃功效

中醫認為，粟米性平、味甘，有利尿消腫、開胃健脾的功效，具有滋養脾胃、促進消化的作用。

粟米中含有豐富的不飽和脂肪酸，亞油酸的含量高達 60% 以上，可降低血液膽固醇濃度。

粟米含有豐富的蛋白質、多種維生素、微量元素等，能夠提高機體免疫力，還含有大量的膳食纖維，能夠促進消化、排便，改善腸胃健康。

粟米青豆粥

材料：粟米粒 30 克，青豆 25 克，小米 50 克。

做法：1. 新鮮粟米粒洗淨；青豆、小米分別淘洗乾淨。

2. 將所有食材放入電飯煲中，加入適量清水，選擇煮粥模式煮熟即可。

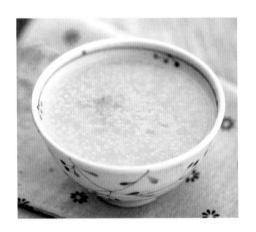

養胃小偏方

玉米鬚水：玉米鬚味甘性平，有利尿消腫、利濕退黃的功效，可輔治水腫、小便不利、淋症、黃疸等。生活中因飲食不當導致的消化不良或腹瀉，用玉米鬚煮水喝，可使症狀有所緩解。

板栗：厚補腸胃

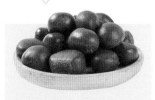

養胃吃法
煮粥、生吃、蒸製。

主要營養素
碳水化合物、蛋白質、脂肪、B 族維生素、鈣、磷、鐵等。

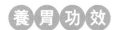
養胃功效

中醫認為，板栗性溫、味甘，有養胃、健脾、補腎、強筋、活血、消腫等功效。可以改善腎虛所致的腰膝酸軟、小便多和脾胃虛寒引起的慢性腹瀉等症狀。

板栗是碳水化合物含量較高的堅果，能供給人體較多的熱能，具有益氣健脾、厚補腸胃的作用。

板栗含有豐富的 B 族維生素，常吃板栗對日久難愈的小兒口舌生瘡和成人口腔潰瘍有益。

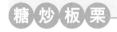
糖炒板栗

材料： 板栗 400 克，白糖、食用油、蜂蜜各適量。

做法： 1. 板栗清洗乾淨，用刀逐個劃開一道大約深 5 毫米的口子（必須切開，否則會爆）。放進微波爐，高火加熱 3 分鐘。

2. 取出，加入食用油、白糖、蜂蜜，與板栗均勻混合。

3. 放入微波爐高火加熱 2 分鐘即可。

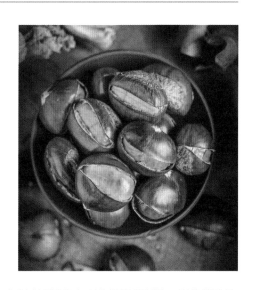

養胃小偏方

紅糖板栗： 用乾板栗 30 克加水煮熟，放紅糖適量，每晚睡前服 1 次。對病後體虛、四肢酸軟無力有效。

南瓜：促進胃潰瘍癒合

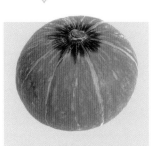

養胃吃法

煮粥、麵食、蒸製。

主要營養素

碳水化合物、維生素
C、胡蘿蔔素、鈷、
鋅等。

養胃功效

中醫認為，南瓜性溫、味甘，入脾、胃經，
有補中益氣、潤肺化痰、消炎止痛、解毒驅蟲
的作用。

南瓜中含有的胡蘿蔔素具有護眼、護心的
作用，同時有抗癌功效。

南瓜還含有豐富的果膠，可以保護胃黏
膜，促進潰瘍面的癒合。南瓜所含有的營養成
分可以促進膽汁分泌，能夠加強腸胃蠕動，有
助於改善便秘、浮腫等症狀。

牛奶南瓜羹

材料：南瓜 200 克，牛奶 70 毫升。

做法：1. 南瓜洗淨，切塊，放入蒸鍋
蒸熟，去皮。

2. 將蒸熟的南瓜和牛奶放入料
理機中，打成糊狀即可。

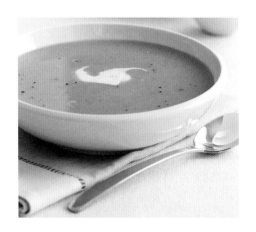

養胃小偏方

南瓜蝦皮紫菜湯：蝦皮、南瓜塊同煮 30 分鐘後，放入少許
紫菜以及攪散的雞蛋液，煮開加入作料即可。鹹甜可口，有
養胃、補腎強體的食療作用。

馬鈴薯：和胃益氣

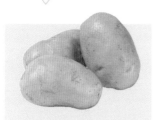

養胃吃法
燉湯、涼拌、炒製。

主要營養素
碳水化合物、膳食纖維、多種維生素、蛋白質、鉀等。

養胃功效

中醫認為，馬鈴薯性平、味甘、無毒，能健脾和胃、益氣調中、緩急止痛、通利大便，常吃可改善脾胃虛弱、消化不良、腸胃不和、大便不暢的症狀。

馬鈴薯中富含膳食纖維，在腸道內可以供給腸道微生物營養，促進腸道健康，非常適合腸胃功能不好的人食用。

馬鈴薯還可以促進腸道蠕動，保持腸道水分，有預防便秘和預防癌症等作用。

馬鈴薯燉扁豆

材料：馬鈴薯、扁豆各 100 克，食用油、鹽各適量。

做法：1. 馬鈴薯洗淨、去皮、切成塊；扁豆洗淨、切段。

2. 鍋中倒油燒熱後，放入馬鈴薯塊、扁豆段一起翻炒。

3. 加適量水，將馬鈴薯塊、扁豆段燉熟，出鍋前加鹽調味即可。

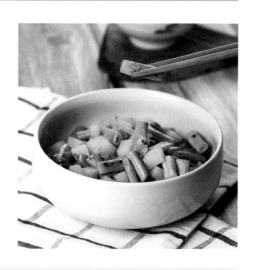

養胃小偏方

馬鈴薯汁：新鮮的馬鈴薯洗淨，去皮擦碎，濾渣取汁，每天早、晚空腹飲用 1 小湯匙，有助於調理胃潰瘍、十二指腸潰瘍。

白菜：百菜不如白菜

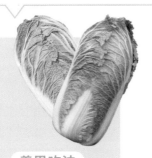

養胃功效

中醫認為，白菜性微寒、味甘，入胃、肝、腎、膀胱經，具有養胃生津、除煩解渴、利尿通便、清熱解毒、止咳解酒等功效。

白菜含有豐富的維生素和較多的水分，經常吃白菜可預防維生素 C 缺乏症，還能幫助身體解毒、護膚養顏。

白菜含有豐富的膳食纖維，經常食用能促進腸胃蠕動，幫助消化，有效改善便秘。

養胃吃法

燉湯、涼拌、炒製。

主要營養素

胡蘿蔔素、鈣、維生素 C、膳食纖維、鉀等。

醋熘白菜

材料： 大白菜 200 克，食用油、鹽、醋、醬油、蔥絲、蒜末、薑末各適量。

做法： 1. 大白菜洗淨，切片。

2. 油鍋燒熱，放入蔥絲、薑末、蒜末爆香。

3. 放入切好的大白菜，翻炒至大白菜變軟。

4. 淋上適量醬油、鹽和醋，翻炒均勻即可出鍋。

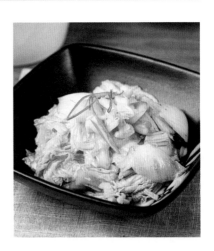

養胃小偏方

烏梅白菜湯： 烏梅 5 個，白菜幫 7 片，一同放入鍋中，煮水飲用，可以起到利水消腫、改善咽喉腫痛等症狀。

椰菜：天然防癌食物

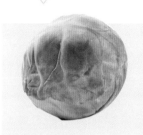

養胃吃法

燉湯、涼拌、炒製。

主要營養素

維生素 C、維生素 K、膳食纖維、胡蘿蔔素、葉酸等。

養胃功效

中醫認為，椰菜性平、味甘，入脾、胃經，有健脾養胃、行氣止痛之功，可以有效改善脾胃不和、腹脹、胃痛等症。《本草綱目拾遺》中記載，椰菜「補骨髓，利五臟六腑，利關節，通經絡中結氣」。

椰菜含有的維生素 C 比番茄多，含有的維生素 U 可以促進潰瘍癒合，對複合性潰瘍等引起的疼痛有緩解作用。

現代營養學表明，椰菜是一種天然的防癌食物，對患有慢性消化系統疾病的患者尤為適宜。

涼拌椰菜

材料：椰菜 200 克，乾辣椒、蒜片、鹽、食用油、醬油各適量。

做法：1. 椰菜用手撕成小塊，洗淨，放入沸水中焯熟，裝盤備用。

2. 熱鍋起油，放入乾辣椒、蒜片爆香，淋在椰菜上。

3. 加少許鹽、醬油，拌勻即可。

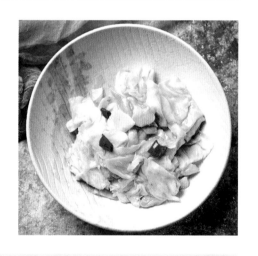

養胃小偏方

椰菜飴糖湯：將椰菜洗淨，切碎後榨汁，濾渣取汁，煮至沸騰，加入飴糖調味。每日飲用 2 次，連續 10~15 天，對胃潰瘍引起的疼痛有緩解作用。

蘆筍：護心養胃

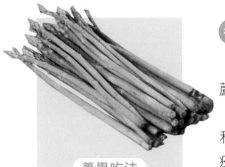

養胃功效

　　蘆筍含有膳食纖維，可以促進腸道蠕動；蘆筍還有養胃、利尿消腫、抗氧化的作用。

　　蘆筍中含有豐富的 B 族維生素、維生素 C 和多種微量元素，經常食用有助於提高人體免疫力，促進消化。

養胃吃法

燉湯、涼拌、炒製。

主要營養素

B 族維生素、維生素 C、膳食纖維、硒等。

蘆筍番茄雞蛋餅

材料：蘆筍 100 克，小番茄 80 克，雞蛋 1 個，鹽適量。

做法：1. 雞蛋打散，加鹽拌勻；蘆筍洗淨切段；小番茄洗淨切塊。

　　　　2. 蔬菜裝盤後，沿盤邊緩緩倒入蛋液。

　　　　3. 將盤子放入微波爐，加熱至蛋液凝固熟透即可。

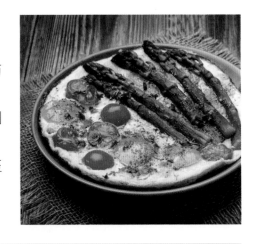

養胃小偏方

涼拌蘆筍：蘆筍中的葉酸和維生素 C 很容易被高溫破壞，最好用涼拌和大火快炒的方法，可最大限度地保存營養。

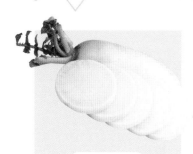

養胃功效

《本草綱目》中提到，白蘿蔔能「大下氣、消穀和中、祛邪熱氣」。常吃白蘿蔔可以補氣、順氣，利尿消腫。

白蘿蔔根部含有澱粉酶，能分解食物中的澱粉，促進消化，抑制胃酸過多。所含膳食纖維可幫助腸胃蠕動，消脂促便。

白蘿蔔生吃可促進消化，還有消炎作用，其辛辣成分可以促進胃液分泌，調理腸胃功能。

養胃吃法

煮粥、麵食、蒸製。

主要營養素

膳食纖維、鈣、磷、維生素 C 等。

白蘿蔔骨頭湯

材料： 白蘿蔔 100 克，排骨 200 克，薑片、芫荽碎、鹽各適量。

做法： 1. 排骨洗淨焯熟；白蘿蔔削皮切塊。
2. 將排骨、白蘿蔔塊、薑片一起放進鍋裏，加適量清水，大火煮沸，轉小火煲 1 小時。
3. 出鍋前加鹽調味，撒上芫荽碎即可。

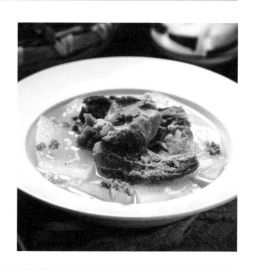

養胃小偏方

蜂蜜蘿蔔汁： 將白蘿蔔洗淨，放入碗中搗碎，用紗布濾出蘿蔔汁。在蘿蔔汁裏加入熱水、蜂蜜後飲用。可以緩解食積腹脹、消化不良、胃納欠佳。

蓮藕：健脾止瀉

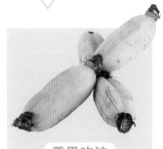

養胃吃法

燉湯、涼拌、炒製。

主要營養素

蛋白質、碳水化合物、維生素 C、維生素 K 等。

養胃功效

中醫認為，生蓮藕甘寒，熟蓮藕甘溫。常食以蓮藕製成的菜餚具有開胃健脾、益氣養心、生津止渴、消食等功效。

蓮藕中的黏液蛋白和膳食纖維可與人體內的膽鹽酸結合，抑制膽固醇吸收，降低體內膽固醇含量，同時可促進腸胃蠕動，潤腸通便，預防便秘。

蓮藕含有鞣質，有健脾止瀉作用，能增進食慾，促進消化，開胃健中，有益於胃納不佳、食慾不振者恢復健康。

蓮藕排骨湯

材料： 排骨 300 克，蓮藕 100 克，葱段、薑絲、鹽各適量。

做法： 1. 排骨洗淨，切塊，焯燙 2 分鐘去血沫並撈出。鍋中倒入清水，將排骨和葱段、薑絲放入一起燉煮 30 分鐘。

2. 排骨煮熟以後，將洗淨切塊的蓮藕放入，轉小火燉 1 小時，加鹽即可。

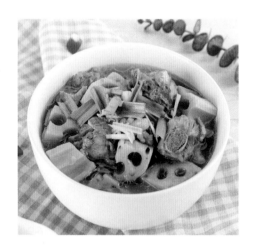

養胃小偏方

藕粉糊： 藕粉放入碗內，先倒入少量白開水攪拌均勻，再加入沸水拌勻，即變成半透明糊狀，還可撒入熟芝麻、堅果等。

菠菜：養血利胃

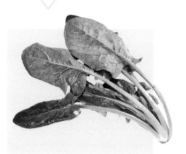

養胃吃法

燉湯、涼拌、炒製。

主要營養素

膳食纖維、多種維生素、鈣、磷、鐵等。

養胃功效

中醫認為，菠菜性涼、味甘，具有養血止血、下氣潤燥的功效。特別適合老年人和久病體虛便秘者食用。

菠菜是高鉀低鈉食物，對預防高血壓非常有益。菠菜中含有多種礦物質和豐富的膳食纖維，可以促進消化並有減肥的作用。菠菜因為含有草酸，最好焯煮後烹調。

菠菜還含有豐富的胡蘿蔔素和維生素C，具有一定的補血作用。

麻醬菠菜

材料： 菠菜 200 克，麻醬、蒜末、鹽、香油、醋各適量。

做法： 1. 菠菜洗淨切段，焯燙後涼涼，擠乾水分。

2. 麻醬加水、蒜末、鹽、香油、醋攪勻調汁。

3. 將調好的麻醬汁淋在菠菜段上即可。

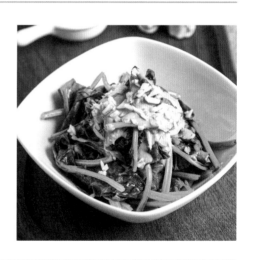

養胃小偏方

拌菠菜： 鮮菠菜 250 克，用沸水煮 1 分鐘撈出，用香油拌食。習慣性便秘者可以吃一些拌菠菜。

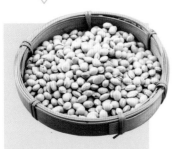

養胃功效

中醫認為，白扁豆味甘、性微溫、無毒，入脾、胃二經，常食能健脾和胃、消暑化濕。對脾胃虛弱、小兒疳積等病症有較好的食療功效。

白扁豆不僅是一種農作物，可曬乾、炒後食用，夏暑時可做清涼飲料，還具有藥用價值，是一種藥食兩用的佳品。

白扁豆中的礦物質與維生素含量較高，有補脾胃、利尿消腫、清肝明目等功效。

養胃吃法

燉湯、涼拌、炒製。

主要營養素

膳食纖維、蛋白質、胡蘿蔔素、鈣、鐵等。

八寶粥

材料： 燕麥、白扁豆、乾粟米粒、蓮子、糯米、糙米、大米各 15 克，冰糖適量。

做法：
1. 將備好的食材洗淨浸泡 30 分鐘，白扁豆對半切開備用。
2. 將食材放入鍋中，加適量水，小火熬煮至軟爛，加適量冰糖調味即可。

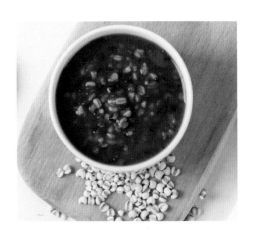

養胃小偏方

扁豆散： 取乾的白扁豆仁，洗淨晾乾，用小火慢炒至微黃、略帶焦斑，取出放涼。搗碎沖水服，可以緩解因脾虛導致的腹瀉及女性白帶增多。

平菇：調理慢性胃炎

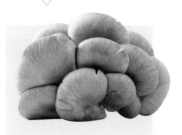

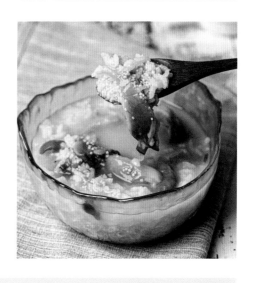

養胃功效

平菇含有豐富的膳食纖維，平時多吃一些可以提高消化功能、調理腸胃、促便利水。

平菇含有的多種維生素及礦物質，可以改善人體新陳代謝，有增強體質、調節自主神經功能等作用。

平菇對於肝炎、慢性胃炎、複合性潰瘍、軟骨病、高血壓等都有食療效果，對女性更年期綜合症也能起到一定的調理作用。

養胃吃法

煮粥、蒸製、炒製。

主要營養素

蛋白質、維生素 C、鉀、鈣、鋅等。

平菇二米粥

材料：大米、小米各 40 克，平菇 30 克，高湯、鹽各適量。

做法：1. 平菇洗淨，切片。

2. 鍋中放入適量清水，放入大米、小米，用大火煮沸後，轉小火熬煮至粥稠。

3. 加入平菇片拌勻，倒入高湯煮熟，加鹽調味即可。

養胃小偏方

平菇炒雞蛋：雞蛋與平菇同炒，常食，可養胃健胃、提高免疫力，有降血脂、防癌抗癌的功效。

猴頭菇：調理胃潰瘍

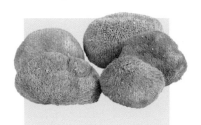

養胃吃法
燉湯、蒸製、炒製。

主要營養素
蛋白質、碳水化合物、鈣、煙酸等。

養胃功效

猴頭菇性平、味甘，有助消化、利五臟、滋補強體的功效。適用於消化不良、胃潰瘍、十二指腸潰瘍、慢性胃炎、胃痛、胃脹及神經衰弱等症狀。

猴頭菇是一種營養價值很高的菌類食物，可以促進大腦神經細胞的再生，有保護大腦的功效，是益壽抗衰的保健食物。

猴頭菇還可以增進食慾，增強胃黏膜屏障功能，可以輔助治療消化系統疾病。

雞肉猴頭菇湯

材料： 雞肉 100 克，猴頭菇 50 克，香油、鹽、薑片各適量。

做法： 1. 雞肉剁成塊，焯燙後瀝乾。
2. 猴頭菇用淘米水浸泡回軟，切塊。
3. 鍋中放入雞塊、猴頭菇塊、薑片，大火燒開轉小火燉約 1 小時，加鹽、香油調味即可。

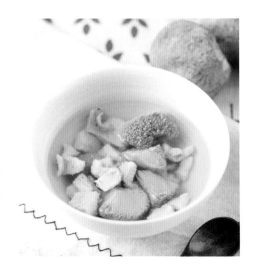

養胃小偏方

猴頭菇粉： 乾猴頭菇磨粉，放入瓶中。每次煮粥，粥將熟時放入 2 匙，可養胃和中、保護胃黏膜。

杏鮑菇：開胃潤腸

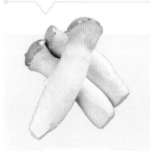

養胃吃法

煮湯、蒸製、炒製。

主要營養素

蛋白質、鈣、鎂、銅、鋅等。

養胃功效

中醫認為，杏鮑菇具有健脾潤腸、養心潤肺之功效，常食能有效提高人體免疫力，增強身體抵抗力，是體弱人群和亞健康人群的理想營養品。

常食杏鮑菇，可有效改善胃潰瘍和消化不良的症狀。同時，杏鮑菇味道鮮美，有助於開胃，可緩解食慾不振。

杏鮑菇中豐富的膳食纖維可以促進腸胃蠕動，能幫助便秘患者潤腸通便，排出體內毒素，有改善膚色暗沉的功效。

手撕杏鮑菇

材料： 杏鮑菇 200 克，食用油、鹽、熟芝麻、蒜末各適量。

做法： 1. 將杏鮑菇洗淨，撕成條狀。
2. 鍋中倒油燒熱，放入蒜末爆香。
3. 倒入杏鮑菇，翻炒至出水分，加適量鹽繼續翻炒至水分炒乾。
4. 撒少許熟芝麻，翻炒均勻即可。

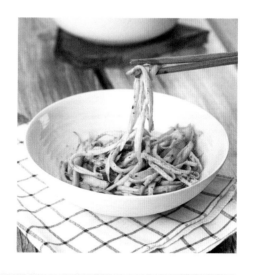

養胃小偏方

杏鮑菇小米粥： 杏鮑菇 100 克，小米 50 克，香油、鹽各適量。杏鮑菇洗淨，切小片，用香油煎炒至軟，與小米同放入鍋中煮粥，調少許鹽食用，可潤腸養胃。

鴨血：促進毒素排出

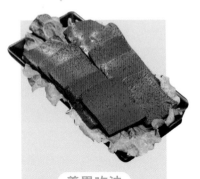

養胃吃法

燉湯、涼拌、炒製。

主要營養素

蛋白質、鐵、鋅等。

養胃功效

《本草便讀》記載，鴨血專攻解毒，但須熱飲方解。鴨血微涼、味鹹，有補血、解毒的功效。

鴨血中含有豐富的蛋白質、鐵、鋅等，有補血和清熱的功效。

鴨血能潤腸通便，很適合有大便乾結症狀的人食用。鴨血清熱，適合胃積實熱者食用。

鴨血粉絲湯

材料： 鴨血 100 克，乾粉絲 50 克，薑片、蔥末、食用油、鹽各適量。

做法：
1. 粉絲泡發；鴨血洗淨，切片。
2. 熱鍋起油，放入薑片爆香，注入適量開水。
3. 放入鴨血片、粉絲煮 10 分鐘，出鍋前撒蔥末，放適量鹽即可。

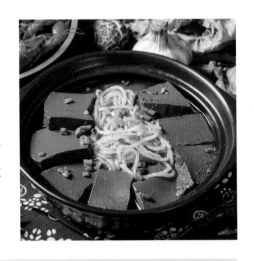

養胃小偏方

鴨血炒韭菜： 鴨血與韭菜同炒，放入薑絲、鹽、蒜片調味，可補血養氣、潤腸通便、暖胃。

雞肉：滋補養胃

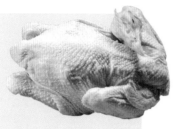

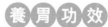

養胃功效

中醫認為，雞肉性溫、味甘，歸脾、胃經，有溫中補氣、補虛填精、益五臟、健脾胃的功效。

雞肉的營養價值較高，富含蛋白質、磷、煙酸等，容易被人體吸收和利用，是增強體力、強壯身體的佳品。適量食用有助於保護腸胃黏膜。

養胃吃法

煮湯、蒸製、炒製。

主要營養素

蛋白質、煙酸、磷、鉀等。

烏雞枸杞湯

材料： 烏雞塊 200 克，枸杞子、薑絲、鹽各適量。

做法： 1. 烏雞塊用沸水焯燙去血水。
2. 燉鍋中放入烏雞塊、薑絲，大火燒開 1 小時後轉小火。
3. 放入枸杞子，小火燉至烏雞塊軟爛，加入鹽調味即可。

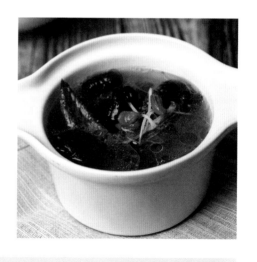

養胃小偏方

雞內金粉： 雞內金，即雞的砂囊內壁，也就是雞胗裏面那層黃色的膜。將雞內金研成粉，熱水沖服。早、晚飯前各 1 次，服用 7 天，可輔治消化不良、食積。

羊肉：益氣溫胃

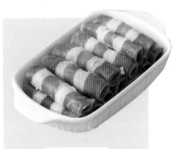

養胃吃法

燉湯、蒸製、炒製。

主要營養素

蛋白質、煙酸、硒、磷、鐵、鋅等。

養胃功效

　　羊肉味甘、性溫，歸脾、胃、腎、心經，有溫中健脾、益氣養血等功效。可以有效緩解脾胃虛寒、食少泛酸、腹瀉、氣血兩虧等症狀。

　　羊肉中蛋白質含量較多，B 族維生素及鐵、鋅、硒等微量元素豐富，同時羊肉肉質細嫩，容易消化吸收，適量食用可以有效提高免疫力。

　　羊肉還能增加消化酶的分泌，保護胃黏膜。寒冬常吃羊肉可益氣補虛，促進血液循環，增強禦寒能力。

葱爆羊肉

材料： 羊肉 200 克，葱白 100 克，洋葱 50 克，食物油、老抽、料酒各適量。

做法： 1. 將葱白和洋葱洗淨，斜切成片。
2. 羊肉洗淨切片，放入食用油、老抽、料酒，醃製 15 分鐘。
3. 油鍋燒熱，將羊肉片炒至變色。
4. 加葱片、洋葱片一同翻炒，炒熟即可。

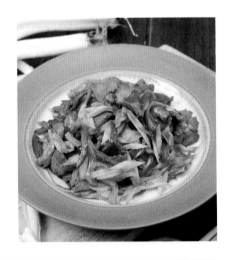

養胃小偏方

砂仁羊肉湯： 取砂仁 15 克，白胡椒、羊肉及生薑適量，洗淨後放入鍋中同煮。待羊肉熟後關火起鍋，加適量調味品即可食用。適合脾胃虛寒者食用，每周食用次數不超過 3 次即可。

鯇魚：利水消腫，滋補暖胃

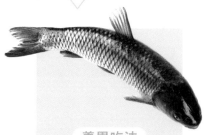

養胃吃法

燉湯、蒸製、紅燒。

主要營養素

蛋白質、鈣、鋅、鉀、
不飽和脂肪酸等。

養胃功效

　　鯇魚味甘、性溫、無毒，歸肝、胃經，具有暖胃和中、平降肝陽、祛風、益腸之功效，可調理虛勞、頭痛、肝陽上亢、高血壓等。

　　鯇魚含有豐富的蛋白質、鋅，有增強體質、促進食慾的作用。鯇魚含有鉀等，可以幫助消除水腫。

　　對身體瘦弱、食慾不振的人來說，鯇魚肉嫩而不膩，可以開胃、滋補。

番茄魚片

材料：番茄 1 個，鯇魚 200 克，葱花、
　　　　薑片、鹽、食用油各適量。

做法：1. 鯇魚切片，用葱花、薑片醃
　　　　　製 10 分鐘；番茄切片。

　　　　2. 油鍋燒熱，放入葱花、薑片
　　　　　爆香，倒入番茄片炒至軟
　　　　　爛，加清水煮開。

　　　　3. 下入魚片煮至變色，加鹽調
　　　　　味即可。

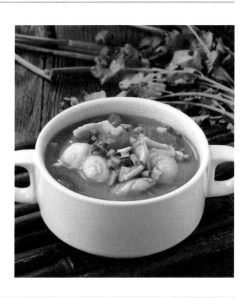

養胃
小偏方

豆腐魚湯：鯇魚治淨後稍煎，加水，與豆腐燉湯，調味後食
用，可養胃健脾、暖胃平肝。

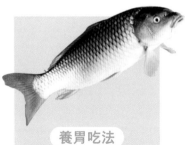

養胃功效

中醫認為，鯉魚味甘、性平，歸脾、腎、肺經，有健脾開胃、利水消腫、止咳平喘、安胎通乳、清熱解毒等功效。對胃痛、腹瀉、脾濕等有食療功效。

鯉魚的蛋白質含量較高，而且易於人體吸收，非常適合補虛。

鯉魚的鉀含量較高，經常食用可以緩解腹脹和水腫，很適合孕期、哺乳期女性食用。

養胃吃法

燉湯、蒸製、紅燒。

主要營養素

蛋白質、脂肪、磷、碘、煙酸、鋅、硒等。

菠菜魚片湯

材料： 菠菜 100 克，鯉魚 250 克，蔥段、薑絲、料酒、鹽、食用油各適量。

做法：
1. 菠菜洗淨，沸水焯燙後撈出；鯉魚洗淨切片，加鹽、料酒醃一下。
2. 油鍋燒熱，放蔥段、薑絲炒香，放魚片略煎，加水煮沸。
3. 小火燜 20 分鐘後放入菠菜，略煮即可。

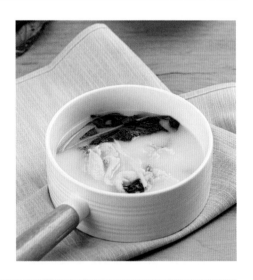

養胃小偏方

赤小豆魚湯：《本草綱目》中有關於鯉魚入藥膳的記載：鯉魚煎至兩面金黃，加 100 克赤小豆燉煮、飲湯，可治腹瀉。

鱸魚：補氣養胃，化濕利水

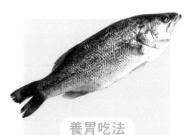

養胃功效

《本草經疏》記載：「鱸魚，味甘淡氣平與脾胃相宜。」鱸魚對肝腎有很好的補益作用，同時可以健脾養胃。孕婦食用有助於安胎。

鱸魚含有豐富的不飽和脂肪酸，可以預防和緩解高血壓、冠心病、動脈硬化等。老年人適當吃一些鱸魚可以起到延年益壽的作用。

鱸魚富含維生素和礦物質，能夠補充人體所需的營養素，提高身體免疫力。

養胃吃法

煮湯、蒸製、紅燒。

主要營養素

蛋白質、維生素 A、B 族維生素、鈣、鐵、鋅、硒等。

清蒸鱸魚

材料：鱸魚 1 條，料酒、食用油、薑絲、葱絲、蒜末各適量。

做法：1. 將鱸魚去內臟，清洗乾淨，放入盤中，加上薑絲、葱絲，淋少許料酒。

2. 將盤放入蒸鍋，大火蒸製 10 分鐘。

3. 熱鍋起油，放入蒜末、葱絲爆香，淋在蒸好的魚上即可。

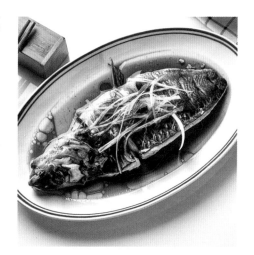

養胃小偏方

鱸魚豆腐湯：鱸魚洗淨，稍煎後加水，放入豆腐、泡發木耳和鮮蘆筍煮湯食用，可健脾養胃。

雞蛋：養胃助消化

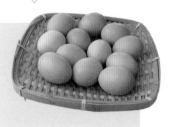

養胃吃法
煮食、蒸製、炒製。

主要營養素
蛋白質、卵磷脂、多種維生素、鈣、鐵、磷等。

養胃功效

中醫認為，雞蛋味甘、性平，有補中益氣、養陰健體、潤膚等功效。

雞蛋含有豐富的蛋白質和維生素，而且非常益於人體吸收，雞蛋中還有鈣、磷、鐵等礦物質，能夠補益身體，還可以提高人體免疫力，促進生長發育。

雞蛋含有優質蛋白質，能促進胃黏膜細胞的生長，改善胃潰瘍等疾病的症狀。

香菇炒雞蛋

材料： 鮮香菇 100 克，雞蛋 2 個，葱段、鹽、食用油各適量。

做法： 1. 香菇洗淨切片；雞蛋打成蛋液。

2. 鍋中放入油燒熱，倒入雞蛋液，快速炒成雞蛋塊，盛出。

3. 熱鍋起油，放入葱段和香菇片煸炒至熟，倒入炒好的雞蛋拌勻，加鹽即可。

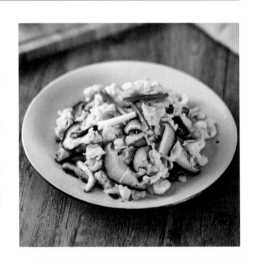

養胃小偏方

雞蛋茶： 取 1 隻雞蛋，打入碗中打散。向碗中注入沸水，沖成雞蛋茶，放至常溫，可加入適量香油和冰糖調味，1~2 天吃一次，能緩解胃潰瘍等症狀。

牛奶：富含蛋白質，中和胃酸

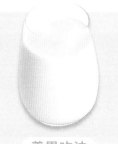

養胃吃法

煮湯、飲用。

主要營養素

蛋白質、煙酸、鉀、鈣、鎂等。

養胃功效

適當飲用牛奶有助於補虛益肺、潤腸通便。牛奶可以中和部分胃酸，防止胃酸對潰瘍面的刺激，有助於緩解胃潰瘍，促進胃黏膜修復。

牛奶中的蛋白質為優質蛋白質，其消化率高達 98%。牛奶中的鈣、磷等礦物質很容易被消化吸收。

牛奶中所含的維生素 B_2，可以促進皮膚新陳代謝，使皮膚白嫩有光澤。

牛奶雞蛋羹

材料：雞蛋 1 個，牛奶 150 毫升，白糖適量。

做法：1. 雞蛋打入碗中，加入適量白糖，攪打均勻。

2. 蛋液中注入牛奶，繼續攪打均勻。

3. 用細篩網將蛋液過濾去泡沫。

4. 隔水燉 5 分鐘即可。

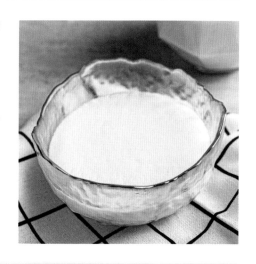

養胃小偏方

薑汁撞奶：取 200 毫升鮮牛奶放入鍋裏，加入 1 勺白糖，小火煮開，放至 70℃。碗中放 20 毫升鮮薑汁，將牛奶迅速倒入碗中，靜置 20 秒，即可凝固成薑汁撞奶，食之可驅寒暖胃。

蘋果：排毒美容

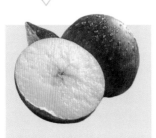

養胃吃法

煮湯、蒸製、生食。

主要營養素

碳水化合物、膳食纖維、維生素 C、鈣、鉀、鎂等。

養胃功效

清代《隨息居飲食譜》説蘋果「潤肺悦心，生津開胃」，對於心脾兩虛、陰虛火旺或腸胃不和等情況有較好的食療功效。

蘋果所含的多酚及黃酮類天然抗氧化物質，可及時清除體內的毒素。每天吃 1 個蘋果，有助於潤腸通便，改善便秘。

蘋果中所含的果膠屬於水溶性膳食纖維，能夠改善腸道菌群，起到美容瘦身的作用。

紅棗蘋果水

材料： 蘋果 200 克，紅棗適量。

做法： 1. 紅棗洗淨，用溫水泡 10 分鐘；蘋果洗淨，去皮切塊。

2. 鍋內倒清水，放入紅棗，大火煮沸轉小火煲 1 小時。

3. 加入蘋果塊再煮 20 分鐘即可。

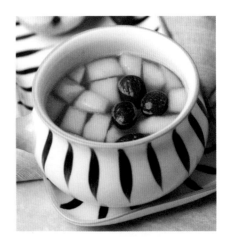

養胃小偏方

煮蘋果： 蘋果切成塊煮食喝湯，可止輕微腹瀉，非常適合體虛、牙疾或腸胃功能不好的人食用。蘋果加熱後，其中果膠得以軟化，有緩解腹瀉的作用。

山楂：健胃消食

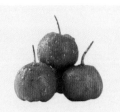

養胃吃法
煮湯、生食。

主要營養素
碳水化合物、膳食纖維、維生素 C、鈣等。

養胃功效

中醫認為，山楂味微酸，歸脾、胃、肝經，具有健脾開胃、消食化積之效，可以緩解吃過多肉食所引起的腹脹、泛酸等消化不良的症狀。

山楂富含有機酸、維生素 C，可以增加胃蛋白酶的活性，有利於增進胃的消化功能。

蘋果雪梨山楂湯

材料：蘋果、雪梨各 100 克，山楂 2 個，紅棗 5 克。

做法：1. 將蘋果、雪梨洗淨切塊，和洗淨的山楂、紅棗一起放入鍋內，加適量水。

2. 大火煮開後轉小火煮 30 分鐘即可。

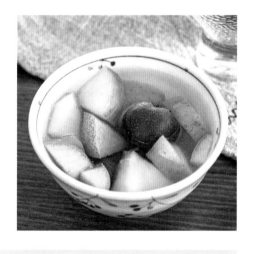

養胃小偏方

六物湯：山楂 100 克，茯苓、懷山、陳皮、麥芽各 30 克，雞內金 15 克，冰糖少許，用清水 1500 毫升浸泡 2~3 小時，中火熬製 3 小時，取渣濾汁，加冰糖再次熬煮至湯汁濃稠。可改善積食、厭食、腹脹等症狀。

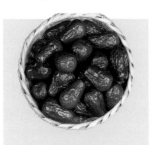

養胃吃法

煮湯、蒸製、生食。

主要營養素

碳水化合物、維生素C、胡蘿蔔素、膳食纖維等。

養胃功效

《本草綱目》記載「棗為脾之果，脾病宜食之」，紅棗味甘、性溫，具有補脾和胃、益氣生津等作用。經常適量食用可以益氣血、開胃促食。

紅棗含有豐富的鐵，有利於體內紅細胞的合成，適量吃紅棗有利於補氣血，特別適用於體質虛弱、貧血尤其是缺鐵性貧血的人群。

紅棗可以經常食用，但不可過量，否則容易引起胃酸過多、腹脹、便秘等，積食、便秘、脾胃虛弱的人不宜多食。

紅棗小米粥

材料： 小米 50 克，紅棗、枸杞子各 10 克。

做法： 1. 枸杞子、紅棗洗淨；小米淘洗乾淨。

       2. 鍋中倒入適量清水燒開，放入小米、紅棗、枸杞子，煮至爛熟成粥即可。

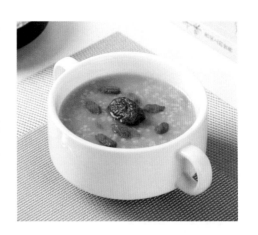

養胃小偏方

紅棗湯： 紅棗 5~10 個，加適量水大火煮沸，再轉小火慢煲片刻，取汁飲用，有助於改善脾胃虛寒。

木瓜：調理胃炎

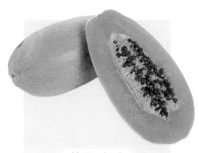

養胃吃法

煮湯、蒸製、飲用。

主要營養素

碳水化合物、胡蘿蔔素、膳食纖維、鉀、鈣等。

養胃功效

木瓜含有木瓜酶，可以幫助機體更充分地消化蛋白質，有助於健脾胃。

木瓜含有豐富的維生素 C、胡蘿蔔素、鈣、鉀、膳食纖維等，可以改善便秘、利尿消腫。

木瓜含豐富的水分、碳水化合物等，可以補充身體所需營養物質，提高身體抵抗力。適合慢性萎縮性胃炎、風濕筋骨痛、消化不良、肥胖者食用。

蓮子百合燉木瓜

材料： 木瓜塊 100 克，鮮百合、銀耳、蓮子、紅棗各適量。

做法： 1. 鮮百合、銀耳、蓮子、紅棗洗淨，浸泡 3 小時，放入鍋中加水煮開。

2. 將所有食材轉入燉盅，加入適量清水，隔水燉煮 1 小時即可。

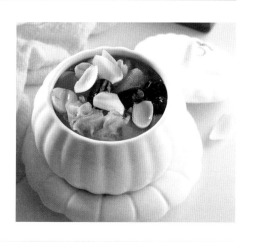

養胃小偏方

木瓜薑湯： 木瓜 500 克，與生薑 3 克、醋 500 毫升同燉 20~30 分鐘，取出分為 3 劑，每天 1 劑，連服 9~12 天，可健脾化瘀、平肝和胃。

柚子：助消化

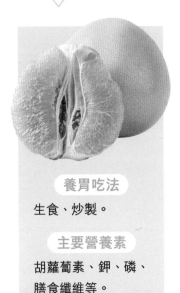

養胃吃法

生食、炒製。

主要營養素

胡蘿蔔素、鉀、磷、膳食纖維等。

養胃功效

《本草綱目》中記載，柚子可「消食，解酒毒，祛腸胃中惡氣」。在中國古代就有以柚子製成茶劑的習慣。

柚子味甘酸、性寒，具有理氣化痰、潤肺清腸、補血健脾等功效，對食慾不振、消化不良等症狀有很好的食療效果。脾虛導致腹瀉的患者不宜吃柚子。

柚子皮也可食用，可以經糖漬製成柚子皮食品，有順氣、解油膩的作用。

柚子番茄醬

材料： 柚子、番茄各 100 克。

做法： 1. 柚子去皮，剝出柚子肉，放入碗中用勺子搗散。

2. 番茄洗淨，去皮去蒂，切小丁。

3. 鍋中放入切好的番茄，小火翻炒至出汁水，放入柚子，翻拌均勻，炒乾水分製成膏狀即可。

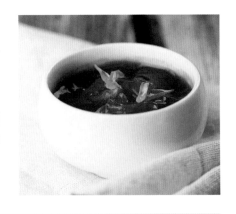

養胃小偏方

糖漬柚子皮： 將柚子皮以鹽搓洗乾淨，清除部分白瓤，用清水浸泡，濾去汁液，剩下的柚子皮重新煮開，再次濾去汁液，將煮後的柚子皮切成條，加白糖，入鍋大火翻炒，至汁水收乾，放涼裝瓶。每次取 2 匙，溫水沖服，代茶飲，可開胃、促進消化。

花生：緩解胃寒疼痛

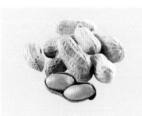

養胃吃法

生食、炒製、煮湯。

主要營養素

多種維生素、卵磷脂、蛋白質、膽鹼、鈣等。

養胃功效

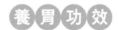

花生性平、味甘，有扶正補虛、悅脾和胃、潤肺化痰、調氣養血、利水消腫等作用。

花生富含卵磷脂及蛋白質等，經常吃花生可增強記憶力、健腦和抗衰老。花生中鋅的含量較高，可以促進兒童大腦發育，適量食用可增強記憶力。

對於胃酸過多的人來說，適量吃些花生可以中和胃酸，從而緩解胃部不適。

核桃花生飲

材料： 核桃仁 20 克，花生米 50 克。

做法： 1. 核桃仁和花生米洗淨，略泡。

2. 把核桃仁和花生米一同放入榨汁機中，加入適量飲用水。

3. 啟動榨汁機，榨成汁即可。

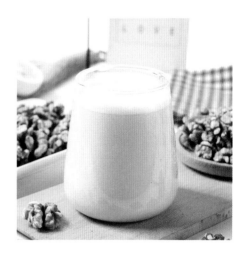

小養胃偏方

生花生： 每天早上空腹吃 5~10 粒生花生米，能夠緩解輕微的胃部不適，如噁心、泛酸，還可以中和過多的胃酸。

常見胃部
不適的調理

第三章

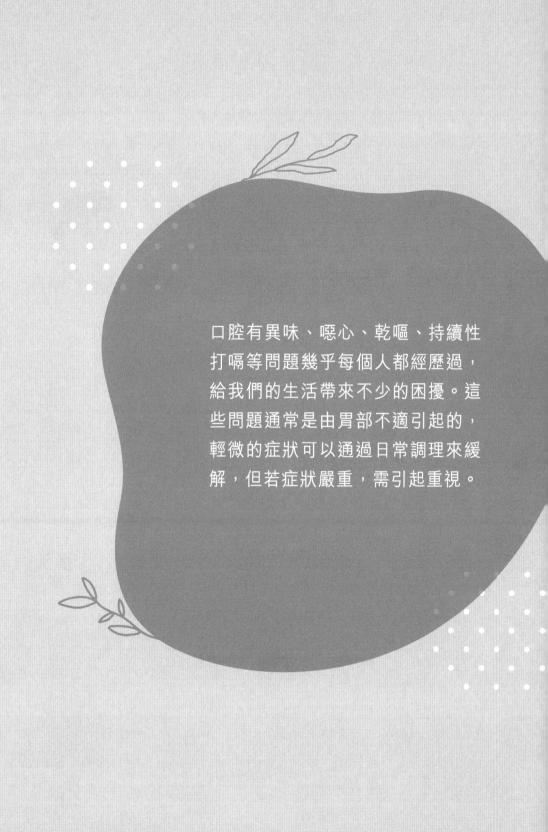

口腔有異味、噁心、乾嘔、持續性打嗝等問題幾乎每個人都經歷過，給我們的生活帶來不少的困擾。這些問題通常是由胃部不適引起的，輕微的症狀可以通過日常調理來緩解，但若症狀嚴重，需引起重視。

口臭：問題有時不在口腔

　　口臭常常伴隨着便秘、反胃、腹脹、胃潰瘍等症狀。另外，糖尿病、呼吸系統疾病等也會導致口臭，需要對症診治，而不是單純只從口腔找原因。

口臭的原因有兩種

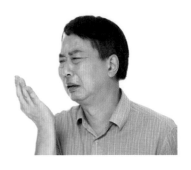

　　口臭的原因分為口源性和非口源性兩種。口源性口臭指口腔中有未治療的齲齒、殘根、不正常解剖結構、牙齦炎、牙周炎及口腔黏膜病等引起的口臭。非口源性口臭，如急慢性胃炎、消化性潰瘍出現酸臭味；幽門梗阻、感染幽門螺旋菌後可能導致口氣重，這時候就要考慮看看腸胃科。

異味從哪兒來

　　中醫認為，脾開竅於口，脾虛的人口味淡、無胃口。口臭、牙齦腫痛等症狀大多和脾胃消化能力不足、胃中積熱有關。

　　當人在消化不良、便秘時，腸胃內堆積的宿食、宿便在腸道細菌分解下產生硫化物、氨氣等氣味惡臭的氣體。這些氣體往上湧，由口腔釋放出來形成口臭，如果得不到及時治療便會引發持續性口臭。

吹氣如蘭、口齒生香小妙方

1. 多吃新鮮蔬菜、瓜果等促進消化的食物，少吃油膩的葷食及刺激性食物。
2. 起床後，空腹喝一杯溫開水，每天保證充足的飲水量。
3. 適當咀嚼一些茶葉，利用茶多酚來緩解口臭的症狀。
4. 排查幽門螺旋菌感染、胃炎、胃潰瘍等疾病，發現疾病早治療。
5. 適當運動，如跳繩、散步、慢跑等。

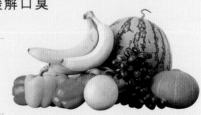

噁心、乾嘔：注意調養

噁心、乾嘔一般由妊娠、咽喉問題、肝膽疾病、心理壓力過大等引起。如果伴有泛酸等現象，通常也和腸胃問題有着密切的關係。

想吐又吐不出來，太痛苦了

噁心、乾嘔是一種衝動的胃部不適感，常伴隨泛酸、燒心等症狀，不僅給患者帶來巨大痛苦，而且是某些胃部疾病的徵兆。

噁心、乾嘔的原因是甚麼

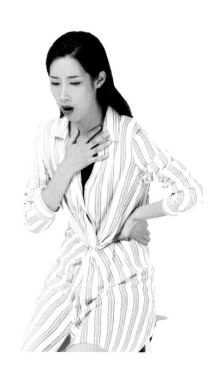

晨起噁心、乾嘔可能是因胃食道反流引起的，十二指腸內未消化完的食物倒流入食道，嚴重者導致反流性食道炎以及咽喉炎等。

飯後噁心、乾嘔多是因進食過快、過量所引起的急性胃擴張導致，胃炎、胃潰瘍等引起的消化不良也會導致噁心、乾嘔的症狀。寒涼的飲食也可能引發噁心反胃。

緩解噁心、乾嘔小妙招

1. 飲食清淡，戒煙酒，禁食油炸、辛辣、生冷等刺激性食物。
2. 吃飯時細嚼慢嚥、保持七分飽。
3. 有時梳打餅可以中和胃酸，使胃更舒服。
4. 疾病引發的噁心症狀要重視，應及時去醫院就診。

嘔吐：脾胃太虛了

妊娠、心理因素等都會引發嘔吐，除此之外，腸胃問題也是嘔吐的常見原因。

嘔吐的影響

嘔吐常伴有上腹部疼痛、泛酸燒心、腹脹等症狀，嚴重者有吐膽汁、嘔血等情況。

正常情況下，嘔吐能排出胃中不潔的、有毒等有害物質。但是過於頻繁的嘔吐會導致患者出現脫水、營養不良等症狀；上逆的胃酸還會腐蝕牙齒和喉嚨，灼傷食道，嚴重的會給患者造成心理傷害。

為甚麼會嘔吐

中醫認為，嘔吐是由於胃失和降，水穀隨氣逆上出而發生。外感風寒、飲食不節、情志失調等都會傷胃滯脾，引發嘔吐。病後體虛，過於勞累疲倦，身體虛損，胃虛導致消化能力差，食物積聚胃中，向上逆出。

胃炎、胃潰瘍、腸道疾病、食道癌、胃癌等疾病也多伴隨嘔吐症狀。

緩解嘔吐小妙方

1. 按摩耳穴緩解嘔吐。點按穴位，每隔 2 小時按壓一次，每個穴位按壓或輕揉 20 次。

2. 注意睡覺時以及日常衣着的保暖，腹部不要受寒，禁食生冷食物。

3. 保持情志舒暢，適當做一些使身心愉悅的事。

4. 嘔吐後需及時補足身體缺失的水分及電解質。

5. 嘔吐嚴重者需要去醫院排查胃炎、胃潰瘍等消化系統疾病，早發現早治療。

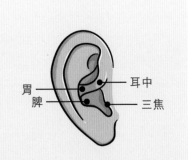

胃　　　　耳中
脾　　　　三焦

打嗝：胃氣過多

打嗝在生活中比較常見，進食過快或過多、受涼、消化不良等原因都會引起打嗝。聲音大且持續的打嗝多因受涼引起，而打嗝時口腔中有酸味氣體排出則多由消化不良所引起，需要消食導滯。

經常性打嗝有甚麼影響

每個人都經歷過打嗝，如果症狀較輕，就基本沒甚麼影響。但持續性的打嗝就需要引起重視，輕者影響睡眠、吃飯、工作；嚴重的打嗝則可能使心肺原有的疾病加重，引起食道黏膜撕裂而導致消化道出血。嬰兒由於橫膈膜（膈肌）發育不完善也會常打嗝，如果該症狀持續時間較長，可能會引起嘔吐等現象。

打嗝是甚麼引起的

打嗝是由於胃氣過多造成的，消化不良是一個重要的誘因，腸胃中積滯的食物與腸胃中的細菌發生反應，產生氣體。另外，有些食物也易產氣，如豆類等。

打嗝還可能是消化道疾病所致，如果長期得不到緩解，就需要到醫院進行檢查治療了。

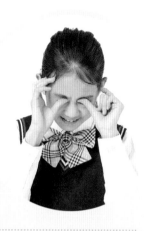

停止打嗝小妙方

1. 在眉頭凹陷處，額切跡處的攢竹穴，以雙手拇指按壓此處，可以快速緩解打嗝症狀。
2. 屏往呼吸 30 秒左右，或以牙齒咬住舌尖，嘗試緩解打嗝。
3. 善意的驚嚇也可以有效中止不停打嗝的症狀。
4. 喝些溫水，清淡飲食，改善腸胃動力。
5. 如果症狀比較頻繁，則需去醫院做檢查，排查消化道的器質性病變。

胃痛：不能忽視

胃痛在生活中比較常見，暴飲暴食、不吃早餐、過度緊張勞累，甚至天氣變化都有可能導致胃痛。

為甚麼會胃痛

誘發胃痛的原因很多，腸胃疾病是最主要的原因。消化道感染、胃炎、胃潰瘍、消化不良等都會導致胃痛。細菌或病毒感染、腫瘤等因素會導致腸道黏膜表面破潰，刺激黏膜神經導致胃痛。腸胃疾病與不良的生活作息及飲食習慣相關。

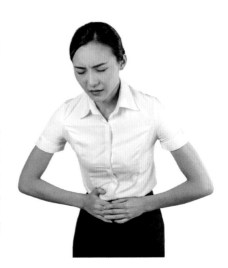

胃痛的危害

胃痛主要是由消化道疾病或飲食不當造成的腹部或上腹部疼痛。胃痛有復發性，並且給患者帶來巨大的精神壓力，胃痛常常伴隨有泛酸、嘔吐或腹瀉等症狀，嚴重者會吐血。胃痛會影響進食，長期胃痛可能意味着胃黏膜損壞，影響血紅蛋白合成，從而誘發貧血，導致患者出現面色蒼白、頭暈、乏力等症狀。

緩解胃痛小妙方

1. 捏捏小腿肚，按摩足陽明胃經上的穴位，有緩解胃痛的作用。
2. 少鹽、戒煙酒，減少對胃部的刺激。
3. 不空腹吃紅薯、桔子、柿子、大蒜、山楂等酸性重或易產氣的食物。
4. 有嚴重胃痛的患者需去醫院排查胃部疾病。

胃脹氣：當心腸梗阻

胃脹氣也是生活中比較常見的症狀，主要原因是不良飲食習慣。

胃脹氣的原因

外感風寒或脾濕較嚴重都會導致胃脹氣，暴飲暴食、吃得過快、飢飽失常也會使脾胃受傷。攝入高蛋白質食物或食用過多富含膳食纖維的食物也會導致腸胃脹氣。另外，過度焦慮、緊張等也會使胃動力不足，影響消化功能，吃進去的食物不易消化，導致脹氣。

患有腸胃疾病時，胃的排空延緩，食物及氣體會對胃壁產生壓力，導致腹部有飽脹感、壓迫感。

胃脹氣的影響

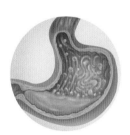

胃脹氣會影響睡眠和進食，有時胃脹氣還會導致持續地打嗝，伴隨有異味氣體排出。嚴重者伴隨胃痛、噁心、嘔吐、不能進食等症狀，並會擠壓腹腔和胸腔，影響呼吸，從而導致呼吸困難。胃脹氣還會導致腸內充滿氣體，影響腸壁血液循環，進而影響心臟的收縮和舒張功能。

緩解胃脹氣的小妙招

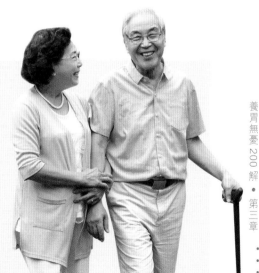

1. 飯後慢走數百步，避免久坐不動。
2. 輕柔按摩脾胃經絡，可緩解胃脹氣。
3. 注意胃部保暖，可以用熱水袋套上毛巾，對不適部位進行熱敷。
4. 清淡飲食，不食生冷食物以及易產氣的食物，如紅薯、芋頭、糯米等。
5. 嚴重者需要借助藥物緩解。

胃泛酸：胃炎或食道炎

胃泛酸是一種常見的消化道症狀，症狀較輕、頻率也不高的情況下一般無須治療，通過日常生活調理可以緩解。而嚴重的、經常性的泛酸一般是胃炎或食道炎的表現，需要及時治療。

胃泛酸的影響

胃泛酸是過多的胃液分泌物通過食道倒流到口腔，表現為打嗝，口腔一股酸味噴薄而出。胃酸倒流往往給人帶來嚴重的不適感，而且對食道、口腔造成刺激，使人有燒心的感覺。嚴重者會伴隨胸痛、刺激性乾咳等症狀。

胃酸是如何逆流而上的

正常情況下，胃酸是不會倒流的，當胃液過多時，才會倒流到食道。引起胃泛酸常見的疾病叫胃食道反流，胃炎、胃潰瘍、幽門梗阻、腹水、妊娠反應等也可能導致胃泛酸。

還有一種胃泛酸是生理性泛酸，過度緊張、長期疲勞導致神經功能紊亂，使胃酸分泌不調而出現泛酸；進食過多粗糧、紅薯、馬鈴薯等高膳食纖維食物以及油炸食品、肥肉等高脂肪食物後，產生胃酸過多也會導致胃泛酸。

緩解胃泛酸的小妙方

1. 當胃泛酸時，可以吃幾粒生花生米或幾片梳打餅，以緩解症狀。
2. 睡覺時注意保暖，避免手心、腳心和胃部受涼。
3. 可適量食用瘦肉、牛奶、豆製品、雞蛋清等高蛋白質食物，少吃高脂肪食物。
4. 吃完飯不要立刻躺下，適當走走。
5. 睡前 2 小時不要吃東西，睡時可將枕頭墊高 15~20 厘米。
6. 當胃泛酸比較頻繁且嚴重時，需要盡快去醫院檢查。

經常泛酸：警惕食道癌

全世界每年約有 40 萬人死於食道癌。食道癌的發病率和死亡率都較高。

食道癌有哪些症狀

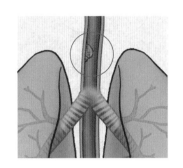

早期食道癌症狀不明顯，在吞嚥食物時有哽噎感、異物感、胸骨後疼痛。

中晚期患者吞嚥時出現明顯哽咽感或困難，或長期有泛酸、噯氣、消瘦、發熱、聲音嘶啞、飲水嗆咳、嘔血、咳嗽、呼吸困難等症狀。

為甚麼會得食道癌

引發食道癌的因素有很多，與遺傳因素、不良飲食習慣、病毒感染等都有關。其中比較容易把控的，也是比較常見的原因是飲食刺激與胃食道反流。

長期進食較粗糙的、過燙的食物，咀嚼檳榔等，都會造成對食道黏膜的慢性理化刺激，可致局限性或彌漫性上皮增生，形成食道癌的癌前病變。

胃食道反流等疾病，上行的胃酸裏挾未完全消化的食物，對食道有刺激作用，這也是誘發食道癌的一個重要原因。

如 何 預 防 食 道 癌

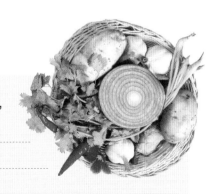

1. 保持規律的生活作息及健康的飲食習慣，避免過度勞累。
2. 注重營養均衡，糾正偏食的習慣。
3. 適度進行有益身心的運動，增強體質。
4. 避免進食滾燙的食物和水，食物和水放涼再食用，避免損傷食道黏膜。
5. 有食道癌家族病史的人需要更加注意，如有不適，及時檢查。

如果突然出現難以忍受的、臨時性的、劇烈的腹痛，除了常見的闌尾炎、急性腸胃炎、腸梗阻、尿路結石等原因外，還有可能是胃痙攣所致。

胃痙攣的病因及危害

飲食不規律、進食過多生冷食物或身體受寒都有可能引發胃痙攣，另外急、慢性胃炎及複合性潰瘍也可能導致胃痙攣，需要及時到醫院就診。

胃痙攣最直接的影響就是給患者帶來難以忍受的劇痛，常伴隨嘔吐。如果得不到及時緩解，會導致無法進食及飲水，以致身體脫水或電解質紊亂。

胃痙攣的症狀

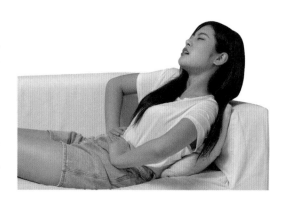

胃痙攣引發的腹痛呈絞痛或刺痛感。急、慢性胃炎患者，可能出現胃痙攣的症狀，同時還可能出現噁心、嘔吐、全身不適、疲乏無力等症狀。複合性潰瘍患者，在胃痙攣的同時可能伴有泛酸等症狀。

緩解胃痙攣小妙方

1. 用拇指按壓、點揉合谷穴及內關穴。
2. 身體保持蜷縮的狀態，減輕肌肉牽拉。
3. 情緒放鬆，多想想愉快的事情，減輕肌肉縮緊的狀態。

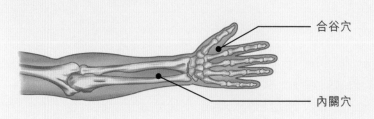

合谷穴

內關穴

消化不良與情緒的關係　

消化不良是一種常見的腸胃不適症狀，精神壓力大是導致消化不良的重要原因。症狀表現為沒胃口、吃不下、腹脹等，這些幾乎是每個人都有的情況。

消化不良的常見症狀

消化不良通常伴隨上腹部隱隱疼痛、食慾減退或噁心、反胃等症狀，大便稀溏黏馬桶且便裏有未消化的食物殘渣。

肝病、膽管疾病、胰腺疾病、糖尿病等疾病也會導致消化不良，在治療消化不良時需要與其他疾病一起治療，才能取得好的效果。

消化不良的原因

出現消化不良的症狀後，如果通過胃部檢查並無明顯器質性疾病，那麼可能就屬於情志因素引起的功能性消化不良。

如果出現上腹部疼痛、飽脹不適，並伴有胃部燒灼感等症狀，則需要通過檢查，排查是否有反流性食道炎、消化性潰瘍或胃癌等疾病。

積極的情緒對消化也有幫助

中醫講憂思傷脾，大部分功能性消化不良都與焦慮、抑鬱及恐懼、緊張等情況相關。

相比於被否定、被質疑、被打壓等處境，人喜歡被誇獎。在受到肯定、贊許和誇獎的時候，人的情緒會比較興奮，消化道也會更「積極」地發揮功能，消化液分泌更旺盛，從而使消化不良的問題得到緩解。

人在被肯定時會感到放鬆，有助於改善消化不良的症狀。

胃部疾病及調理方案

第四章

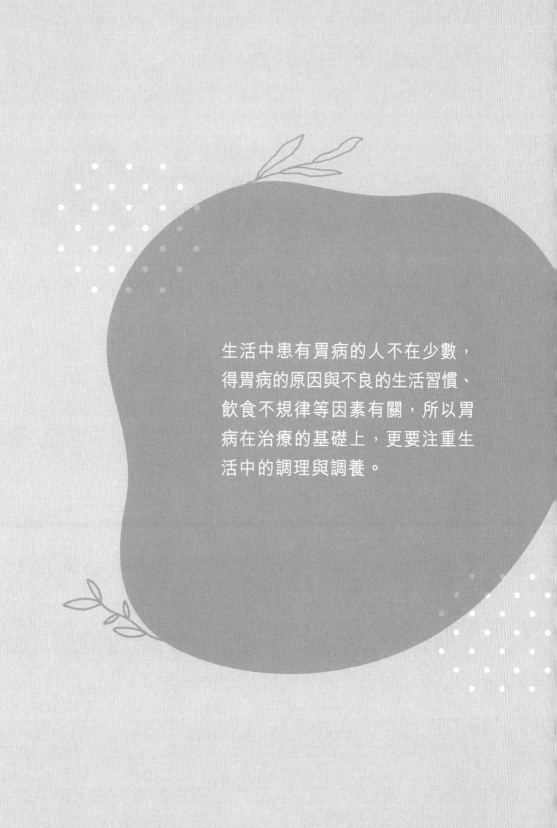

生活中患有胃病的人不在少數，
得胃病的原因與不良的生活習慣、
飲食不規律等因素有關，所以胃
病在治療的基礎上，更要注重生
活中的調理與調養。

慢性胃炎的表現和類型

男性多於女性的常見病

慢性胃炎十分常見，佔接受胃鏡檢查患者的80%~90%，其中男性多於女性，隨年齡增長發病率逐漸增高。

慢性胃炎是指不同病因引起的胃黏膜慢性炎症或萎縮性病變，其實質是胃黏膜上皮遭受反復損害後，由於黏膜特異的再生能力使黏膜發生改變，且最終導致不可逆的固有胃腺體萎縮甚至消失。慢性胃炎的病理變化基本局限於黏膜層，因此，嚴格地講應稱之為「慢性胃黏膜炎」或「胃黏膜病」。

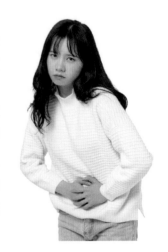

慢性胃炎患者的典型表現

慢性胃炎的臨床表現主要為食慾減退、上腹部不適或隱痛、噯氣、泛酸、噁心、嘔吐等，並且持續或反覆發作，也有部分患者是沒有任何症狀的。內窺鏡檢查和胃黏膜組織學檢查結果與慢性胃炎患者症狀的相關分析表明，患者症狀缺乏特異性，且症狀的有無及嚴重程度與內窺鏡所見及組織學分級並無明確的相關性。

👆 類型	📢 特點
慢性淺表性胃炎	主要是指胃黏膜的淺表性炎症，這類炎症主要表現為胃黏膜的固有膜寬度增大並伴有水腫，被炎症細胞浸潤，但胃腺體多屬正常。這類胃炎在臨床上較多見，只要經過恰當治療之後，炎症可消退，但是如果治療不當，可發展成萎縮性胃炎。
萎縮性胃炎	萎縮性胃炎是指胃固有腺體減少，包括化生性萎縮和非化生性萎縮，其診斷主要依靠病理診斷。胃鏡病理報告上的「腸化生」和「異性增生」都屬於萎縮範疇。其臨床表現沒有特異性。

慢性胃炎的誘因

　　引起慢性胃炎的原因主要是，急性胃炎未得到及時治療，經久不癒或復發。另外，還有許多其他能直接導致慢性胃炎的因素，具體表現在以下幾方面。

理化因素

長期飲用濃茶、烈酒、濃咖啡，食用辛辣及粗糙食物；

進食過急、喜食過熱、飲食不規律；

過度吸煙，使幽門括約肌鬆弛，十二指腸分泌液倒流，以及胃部血管收縮，胃酸分泌量增加，從而破壞胃黏膜屏障導致慢性炎性病變；

長期服用水楊酸製劑、皮質激素、洋地黃、消炎類的藥物，會刺激並損害胃黏膜；

身體缺乏必需的營養物質，如蛋白質、B 族維生素等，都可使胃黏膜變性或胃功能異常，誘發慢性淺表性胃炎。

毒素

口腔、鼻腔和咽喉的慢性感染部位，如齒槽溢膿、扁桃體炎、鼻竇炎等細菌或毒素感染，可反復刺激胃黏膜引起慢性炎症。

胃酸缺乏，容易導致細菌在胃內的生存和繁殖。

急性感染性胃炎遷延不癒或復發，也能逐漸演變為慢性淺表性胃炎。

其他疾病因素

慢性心力衰竭等疾病，可以使胃黏膜長期充血，胃壁組織處於缺氧狀態，同時局部血液循環受阻，導致慢性淺表性胃炎。

氣候環境因素

環境、氣候改變，人若不能在短時間內適應，就可能引起支配胃的神經功能紊亂，使胃液分泌和胃功能不協調，導致胃炎。

遺傳因素

人體的遺傳易感性在慢性淺表性胃炎的發病中起着一定的作用。

通常發病急，病情變化快

急性胃炎是一種比較常見的胃部疾病，多發於夏季。通常起病急，病情變化快。一般由飲食不當引起，患者誤食不潔、生冷等食物後，一般數小時或 24 小時後發病。

急性胃炎是指由多種因素引起的胃黏膜急性炎症和損傷，是不同原因導致的胃黏膜急性出血發炎，伴有腹痛、嘔吐、噁心、食慾缺乏、腹瀉等，在胃鏡下可見胃黏膜糜爛和出血。

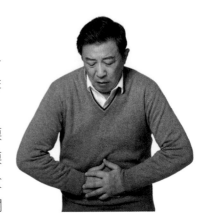

急性胃炎患者的典型症狀

主要表現為左上腹隱痛或疼痛等不適，有食慾減退、腹瀉、嘔吐、泛酸等症狀，嚴重的還會有發熱、脫水、休克以及胃黏膜出血導致的嘔血和便血等現象。有的起病比較急，噁心或嘔吐越來越頻繁，腹部劇烈疼痛，反復腹瀉，排出水樣便，且內含少量黏液甚至血液等。

類型	特點
急性單純性胃炎	急性單純性胃炎是指由各種外在或內在因素引起的急性局限性或廣泛性的胃黏膜急性炎症。
急性糜爛性胃炎	常發生於創傷、休克、手術、燒傷、多器官衰竭等引起的應激狀態，或者是飲酒和服用非甾體抗炎藥引起的上消化道出血。
急性化膿性胃炎	主要是由鏈球菌、金黃葡萄球菌及大腸桿菌等細菌感染引起的化膿性疾病。

急性胃炎的誘因

中醫把急性胃炎歸於胃痛的範疇,病機為諸邪阻滯於胃部或胃絡失於溫養所致。具體來說,還是飲食、情緒以及藥物等對胃產生的不良影響。

理化因素

飲食不潔導致沙門氏菌、大腸桿菌等細菌進入胃內,很快便可引發急性胃炎。

經常飲酒、喝濃咖啡、吃辛辣刺激性食物、進食溫度過高或過低的食物等,都會對胃黏膜造成損傷。

錯誤用藥導致細菌、毒素進入胃中而引發胃炎。如長期服用阿士匹靈、抗生素等藥物,影響胃黏膜的修復,引起胃炎復發,甚至引發化膿性胃炎。

生物因素

細菌及其毒素:常見致病菌為沙門氏菌、嗜鹽弧菌、致病性大腸桿菌等;常見毒素為金黃葡萄球菌腸毒素和肉毒桿菌毒素。進食含有細菌或毒素的食物數小時後即可發生胃炎,或同時合併腸炎,即急性腸胃炎。金黃葡萄球菌及其毒素攝入後發病更快。

外源性刺激

胃內有異物或胃部放射治療,如X線照射等。

需要做的檢查

可通過胃鏡發現糜爛及出血病灶,還可通過糞便檢查出細菌感染類型。

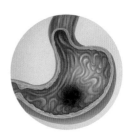

早期不易察覺，中後期難以治癒

　　胃潰瘍是一種緩慢發作的、比較嚴重的胃部疾病。胃部發生潰瘍說明胃的損傷很嚴重，已經到了胃的黏膜肌層了，嚴重者會導致胃出血、胃穿孔、幽門梗阻甚至癌變，所以胃潰瘍需要引起重視。

　　胃潰瘍早期不易察覺，很多患者在胃潰瘍初期幾年甚至幾十年裏都沒有明顯的消化道症狀，到了中晚期才顯現。胃潰瘍單純依靠飲食調理很難治癒，通常需要醫學治療與飲食調理結合。長期胃潰瘍，可能會導致患者出現營養障礙，表現為營養不良、消瘦、貧血等。

胃潰瘍的典型症狀

　　通常表現為上腹偏左位置疼痛，有灼燒感或隱痛、鈍痛，往往可以忍受，這種疼痛一般沒有規律性，通常在飯後 30~60 分鐘之內出現。疼痛感持續時間較長，通常是幾小時，因此被大家稱為「餐後痛」。

類型	特點
實火型胃潰瘍	患者的上腹部會出現比較明顯的壓痛感，胃部有非常灼熱的飢餓感。常有口乾舌燥的感覺，舌苔變紅並會呈紅色的尖刺狀，還有一些患者會伴隨小便赤黃、便秘的症狀。
濕熱型胃潰瘍	患者會有口渴卻不想喝水的感覺，上腹部也會有明顯的壓痛感，舌苔呈偏黃色，有些患者的舌根部還會出現紅色水泡或口腔有異味等。
體質虛寒型胃潰瘍	患者有食慾不振的現象，伴隨胸部和腹部發悶，四肢疲憊。胃部會出現疼痛感，吃飯時疼痛感會減輕；寒冷環境中，胃部疼痛更明顯。
氣滯型胃潰瘍	胃部的疼痛感在患者打嗝或排氣時會感覺舒服很多，有些患者的疼痛感會蔓延到背部。

胃潰瘍的誘因

經常熬夜或作息，三餐不規律以及長期節食減肥，長期喝烈酒、濃茶、濃咖啡等飲食習慣等都會直接導致胃部累積性的損傷。另外，服用某些藥物也會導致胃潰瘍的發生。

幽門螺旋菌感染

這是非常常見的病因，幽門螺旋菌是唯一可以在胃酸裏生活的細菌，它可以破壞胃黏膜，導致胃炎、胃潰瘍甚至胃癌。

抽煙和飲酒

長期抽煙，吸進去的煙霧也會進入胃裏，導致胃黏膜的損害。長期飲酒，特別是烈性酒對胃傷害更大，酒精可導致胃黏膜損傷，加重胃潰瘍的症狀。

不良的飲食習慣

空腹喝濃茶、暴飲暴食、喜歡吃辛辣刺激性食物，做菜喜歡多放鹽等不良的飲食習慣都很傷胃，可能會損害胃黏膜。

長期口服損害胃黏膜的藥物

大部分藥物都會對胃產生刺激，尤其以止痛藥和消炎藥最為常見。表現在服藥後出現胃痛、噁心、嘔吐、腹痛、腹瀉等症狀。因此，平時吃藥一定要遵醫囑，不可隨意服用。對於必須服用的藥物，建議在飯後 15~30 分鐘服用，以減輕對胃黏膜的刺激。

地理環境的變化

胃非常脆弱，氣候或是地理環境都容易對其造成影響，使其血管產生劇烈收縮，進而影響胃黏膜的健康，從而誘發胃潰瘍等病症。

精神因素

患者在遭遇重大打擊、變故的時候，可出現急性應激性胃潰瘍。長期的精神緊張、焦慮狀態或情緒波動較大的人容易患消化性潰瘍。

好發於冬、春兩季

　　十二指腸潰瘍是中國人常見病、多發病，是消化性潰瘍的常見類型。好發於氣候變化較大的冬、春兩季。發病年齡多為 35~45 歲，男性發病率高於女性。

　　十二指腸潰瘍多發生在十二指腸球部，以前壁居多，其次為後壁、下壁、上壁。十二指腸潰瘍是一種圓形或橢圓形的局限性黏膜缺損，累及黏膜、黏膜下層和肌層，治癒後不留疤痕。潰瘍穿孔後胃內容物流入腹腔，引起腹膜炎，常產生劇烈腹痛，隨後產生膿毒感染及中毒性休克。若不及時搶救，可能危及生命。嚴重的十二指腸潰瘍可能會造成癌變。

十二指腸潰瘍的典型症狀

　　較典型的症狀是飢餓時會胃痛，伴有灼熱感，進食後可緩解，俗稱「饞病」。患者往往會由於進食過多導致體重增加，還可表現為上腹部鈍痛、灼痛、脹痛或劇痛等不適。有些患者會因潰瘍慢性失血而導致貧血和乏力等。

胃潰瘍與十二指腸潰瘍的不同

　　胃潰瘍患者胃酸分泌正常或稍低，而十二指腸潰瘍患者胃酸分泌則多會增加。這兩種潰瘍都是由胃酸刺激消化道黏膜引起的，但症狀上有着明顯不同。

症狀不同點	十二指腸潰瘍	胃潰瘍
疼痛種類不同	飢餓時疼痛。兒童患者以嘔吐為主；老年患者則以腸道出血為主。	多表現為上腹鈍痛、灼痛。
疼痛時間不同	空腹及夜間會有明顯的疼痛。	進食後疼痛加劇。
疼痛部位不同	臍上方或偏右有壓痛。	上腹正中或偏左有壓痛。

十二指腸潰瘍的誘因

十二指腸潰瘍與胃酸分泌異常、幽門螺旋菌感染、長期服用非甾體抗炎藥、生活及飲食不規律、工作及外界壓力、吸煙、飲酒以及精神心理因素密切相關。

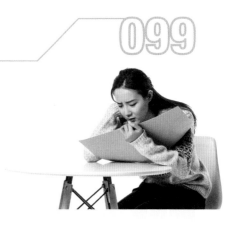

幽門螺旋菌感染

消化性潰瘍是一種自身消化的產物，是胃液的消化能力超過胃和十二指腸黏膜防禦能力的結果，即經典的「無酸則無潰瘍」，此學說一直被視為消化性潰瘍的理論基礎。質子泵抑制劑等強力制酸劑的出現增強了潰瘍的治療效果，潰瘍的治癒已不困難，但潰瘍癒合後復發率居高不下。即使長期藥物治療，一旦停藥仍可能復發。80%~90% 的患者被發現存在幽門螺旋菌感染，根除此菌後潰瘍可通過生活調理逐漸癒合。

胃、十二指腸運動功能異常

一些十二指腸潰瘍病患者，胃排空速度較正常人快。液體排空過快使十二指腸球部與胃酸接觸的時間增長，黏膜易發生損傷。

吸煙和酒精的刺激

吸煙是十二指腸潰瘍的主要危險因素。酒精會刺激腸道內壁，增加潰瘍風險。

胃酸分泌過高

大量臨床試驗和研究證明，胃酸的病理性升高是潰瘍發病的重要因素之一。胃液酸度過高，激活胃蛋白酶原，使十二指腸黏膜自身消化，可能是潰瘍形成的重要原因。十二指腸潰瘍患者的基礎胃酸分泌和最大胃酸分泌量均高於健康人；除與迷走神經的張力及過度興奮有關外，也與壁細胞數量的增加有關。

複合性潰瘍的表現和類型 / 100

通常先得十二指腸潰瘍，併發症較嚴重

胃潰瘍和十二指腸潰瘍同時存在是複合性潰瘍，這種潰瘍佔潰瘍病患者的 5% 左右。

患者在罹患十二指腸潰瘍後，沒有得到及時治療，會產生功能性幽門梗阻，從而導致胃排空延緩，胃擴張而導致幽門功能不良，從而引起十二指腸分泌物倒流入胃，反復刺激胃部形成胃潰瘍。

複合性潰瘍的典型症狀

複合性潰瘍以上腹痛為主要症狀，可為鈍痛、灼痛、脹痛或劇痛，但也可僅有飢餓樣不適感。大部分患者的病情發作呈周期性，每次發作 1~2 小時，兩餐之間疼痛，或呈季節性，在秋冬或冬春之交發作。

部分病例無上述典型疼痛，而僅表現為無規律性的上腹隱痛不適，伴脹滿、厭食、噯氣、泛酸等症狀。也有部分患者症狀不明顯，直到出現胃出血、胃穿孔等併發症時才引起重視。

複合性潰瘍的飲食要點

注意要點	原因
不要頻繁飲用牛奶	牛奶中含有的鈣會促進胃酸分泌。患者在飲用牛奶後通常只能感到暫時的病症緩解，不久，又會明顯感受到胃部不適。
適當吃些富含膳食纖維的飲食	攝入膳食纖維不足是導致患胃炎、胃潰瘍的主要原因。細軟食物含膳食纖維較少，咀嚼細軟食物所需的時間相對也少，不能充分分泌唾液。

複合性潰瘍的誘因

複合性潰瘍可復發，而且很難治癒，了解其病因，可以幫助我們有效預防。

幽門螺旋菌感染

幽門螺旋菌進入胃部，引起胃黏膜慢性炎症反應，從而導致複合性潰瘍的發生。另外，一些巨細胞病毒、海爾曼螺旋菌等病菌也會引發複合性潰瘍。

藥物作用

非甾體抗炎藥、抗腫瘤藥物等可對胃黏膜產生毒性作用，導致嚴重的黏膜損傷，引發複合性潰瘍。

遺傳因素

有研究表明，很多複合性潰瘍患者有該病的家族史，另外該病患者的子女發病率也較高。

精神因素

長期處於人際關係緊張、壓抑、哀愁、自卑等悲觀情緒中時，可使複合性潰瘍發病率明顯升高。精神因素可增加胃酸分泌，減弱胃及十二指腸黏膜的抵抗力。

不良生活方式

暴飲暴食，進食無規律，常食用醃、熏、烤、辛辣刺激性食物，蔬果攝入少，抽煙和酗酒，這些不良習慣都會直接刺激胃黏膜，破壞胃黏膜屏障，導致胃炎、胃潰瘍，尤其是酒精具有親脂性和溶脂性，可導致胃黏膜糜爛及黏膜出血。

胃動力異常

上消化道動力異常、幽門括約肌功能不全等因素也會延緩胃排空，導致胃泌素分泌異常，損傷胃黏膜上皮細胞。

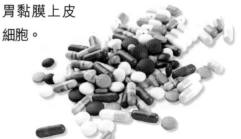

高發病率，易誤診

胃食道反流，其實是指胃內容物倒流到食道或食道以上的部位，包括口腔、咽部，從而引起一系列的症狀和併發症。

因為胃食道反流有燒心、咳嗽、胸悶等症狀，導致該病極易被誤診為消化性潰瘍、心絞痛、食道癌和食道真菌感染等疾病。

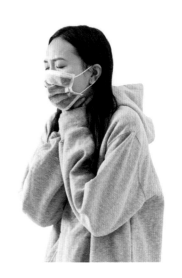

胃食道反流的典型症狀

有 70% 不明原因的胸痛與胃食道反流相關，另外，胃食道反流還有泛酸、打嗝、燒心、咳嗽以及咽痛等症狀。

胃食道反流患者的典型症狀為泛酸和燒心，表現為食物倒流到嘴裏；半夜平臥時，常感到呼吸困難，喘不過氣；或反復咳嗽，症狀與哮喘類似，吃止咳平喘藥並不能有效緩解症狀。

胃食道反流的主要分類

根據反流物的性質該病分為酸性反流和非酸性反流，而根據反流性質則可分為氣體反流、液體反流或氣液混合反流。

類型	特點
酸性反流	反流物酸性高，泛酸水，有胸痛、燒心的症狀。
非酸性反流	反流物酸度不高或不帶酸性，倒流的症狀不明顯。主要有燒心、口苦、口甜、口鹹或口澀的症狀，還有咽痛或胃脹、打嗝等症狀。

胃食道反流的誘因

胃食道反流屬於一種慢性疾病，且易復發，患者需要長期治療才能有效防止復發。

不良的飲食習慣

暴飲暴食、經常進食高脂肪食物或難消化的堅硬食物等，都會導致胃排空延緩，胃氣上逆導致倒流。

偏食導致身體缺乏 B 族維生素或鉀元素等，會造成胃動力不足，同樣能引發胃排空延緩。

另外，經常食用烤、燙、炸等方式加工的食物，可直接刺激消化道黏膜而誘發病變。

藥物刺激

一些消炎藥或激素類藥物等可刺激胃酸，使食道括約肌壓力降低。

精神因素

中醫認為，憂思傷脾，過度思慮會使氣機升降失調，胃氣上逆。怒傷肝，肝鬱化火，火傷胃陰，使胃及食道失濡潤，從而損傷胃及食道黏膜而誘發此病。

濕熱和受寒

胃食道反流多發於秋冬、冬春交替時節，其氣候特點為或濕熱或寒涼。

中醫認為，胃食道反流病位往往在肝膽，一般由鬱熱、膽熱上溢、膽熱犯胃所致，所以常用疏肝利膽、清熱和胃、降逆止嘔的藥物或針灸、推拿來治療。

肥胖、用力排便

肥胖者腹壓比較大，胃食道壓力也隨之增加，導致胃食道反流的發生。通俗來講，就是腹壓大容易把胃內容物擠壓到食道，穿緊身衣也是同樣道理。

用力排便也會增加腹壓，從而誘發胃氣上逆，導致倒流現象。

女性佔比比較高

近些年，胃下垂已經是高發病率，女性患者佔比較高。

胃下垂是由於橫膈膜懸力不足，支撐器官韌帶鬆弛，或腹內壓降低、腹肌鬆弛，導致站立時胃大彎抵達盆腔，胃小彎弧線最低點降到髂嵴連線以下。常伴有十二指腸球部位置的改變。重症胃下垂患者消化食物的能力大約是健康者的 1/3。

胃下垂的典型症狀

胃下垂可出現腸胃動力差和消化不良，通常會有腹脹及上腹不適的感覺，在飯後活動時易感噁心、嘔吐，同時由於胃的位置發生變化，影響食物在消化道蠕動而導致便秘。頻繁打嗝、經常性腹瀉或感覺燒心等也是胃下垂常見的症狀。

長期胃下垂的患者容易出現失眠、焦慮、抑鬱等精神症狀，需要到醫院檢查，進行針對性的治療。

胃 下 垂 的 程 度

胃下垂的程度	分類標準	症狀
輕度	胃距髂嵴[①]連線 5~8 厘米	一般無明顯症狀，少數患者可出現輕微腹部不適。
中度	胃距髂嵴連線 9~12 厘米	表現為上腹部脹滿、疼痛、食慾不振、厭食、便秘等症狀，餐後、站立、勞累後症狀加重，休息、平臥時症狀可明顯緩解。
重度	胃距髂嵴連線大於 13 厘米	表現為消瘦、乏力、體位性低血壓等慢性消耗體徵，可伴有肝、腎、結腸等內臟下垂的現象。

① 髂嵴，即人體坐骨和恥骨連接形成髖臼的一部分，上部寬大，下部狹窄。

胃下垂的誘因

中醫將胃下垂歸為「胃緩」，認為長期飲食失節或七情內傷，導致脾胃虛弱，中氣下陷，升降失常而發病。益氣健脾是治療胃下垂的根本方法。

長期暴飲暴食

長期暴飲暴食，胃的消化功能跟不上，胃內殘留物就會把胃往下方拉伸，胃壁的肌肉被撐薄、彈性下降，導致腸胃功能障礙。有些患者會出現胃動力不足，胃從腹腔下垂到盆腔的情況。

胃壁肌肉張力不足

先天性無力型體質、生育次數較多的女性、長期脫離體力勞動或是運動很少的人，這類人身體瘦長，胸廓狹小，皮下脂肪薄，肌肉發育不良，胃壁肌肉張力低，易弛緩鬆垂，發生胃下垂。

患病後或女性分娩後脾胃虛弱

產生胃下垂的原因是橫膈膜和其他懸吊胃的韌帶力量不足，腹內壓下降和腹肌鬆弛等，造成胃體托舉力不足。

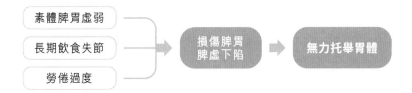

身體因素

駝背、姿勢不正確、骨盆歪斜等也是胃下垂的原因。胃下垂對身體姿勢也會造成很大影響。

長期精神不佳

過度緊張不安、過勞或睡眠不足、壓力大等原因會導致自主神經紊亂。

胃輕癱的表現和類型

長久吃藥不見效，有可能是胃輕癱

胃輕癱是指以胃排空延遲為特徵的一組臨床症狀。上消化道及上腹未見明顯的疼痛症狀，表現為胃的神經肌肉功能失調，腸胃功能紊亂，通常會導致胃排空障礙。常見慢性胃輕癱，症狀持續和反覆發作，長達數月甚至十餘年。

人們在胃部不適的時候會吃一些胃藥來緩解，如果長期服藥也不見效，那麼就有可能患有胃輕癱。因為藥物的吸收是在小腸上段，人在服藥後，需要經過胃壁肌肉的收縮，將藥物輸送至十二指腸，才能吸收入血。一旦胃出現排空障礙，藥物就會滯留在胃內，無法很快進入小腸被吸收，從而導致藥物起效延遲。

胃輕癱的典型症狀

胃輕癱的症狀和嚴重程度因人而異。主要症狀有噁心、嘔吐、燒心、進食後不消化等，表現為稍微吃一點就感覺很飽，或餐後出現明顯飽脹感和腹痛。

胃輕癱患者由於長期食慾不振會導致營養不良、體重下降等，還有部分患者會出現血糖不穩定、胃痙攣等症狀。慢性胃輕癱發病比較隱匿，症狀可以持續多年。

胃 輕 癱 的 主 要 類 型

👆 類型	📢 特點
特發性胃輕癱	又稱原發性胃輕癱，約佔胃排空延遲患者的 50%。
糖尿病性胃輕癱	糖尿病導致自主神經紊亂，造成胃張力缺乏、胃動力不足，從而引起胃輕癱。輕度胃輕癱會有早飽、噁心、嘔吐、腹脹等症狀，長期持續可引發胃食道反流、腹痛、便秘或腹瀉等症狀。
手術後胃輕癱	胃部手術後常伴有胃輕癱。迷走神經幹切斷術使胃底舒張功能、胃竇收縮功能及幽門舒張功能均降低，導致胃的液體排空加快，固體排空延遲。

　　胃輕癱嚴重影響胃的消化功能，還會影響患者的生理、心理及生活品質。胃輕癱如果控制不好易發展成胃癱，會加大治療難度。預防胃輕癱需要在日常生活中注意一些問題。

少吃高脂肪、刺激性食物

高脂肪食物，如肥肉、油炸食品等，難以消化，在胃中停留時間較長，易引起胃排空延緩，導致胃病。堅硬的食物如堅果等也不宜吃多。

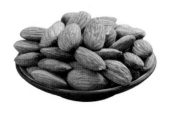

加強運動，常按摩腹部

適度的鍛煉可以有效提高機體抵抗力，增強胃動力。常按摩腹部也可以有效改善腹肌力量，幫助經絡疏通，從而提高消化能力。

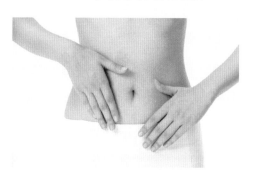

糖尿病性胃輕癱
注意控制血糖

糖尿病引起的胃輕癱，要盡可能地將血糖控制在正常範圍之內；同時要糾正電解質紊亂，特別是糾正低鉀血症，停止使用對腸胃動力有不良影響的藥物，如鎮靜劑、麻醉劑等。

積極從病因上進行治療

積極治療引起胃輕癱的原發病，消除誘發因素，可以從根本上解決問題。比如一些感染、代謝異常引起的胃輕癱，都需要從病因上積極治療。

胃出血死亡率高達10％

胃出血是消化系統常見的危急重症之一，俗稱上消化道出血，主要由胃、十二指腸潰瘍導致。

工作過度勞累、日常飲食不規律、情緒異常緊張以及有消化道病史的人群容易發病。另外，罹患肝硬化的患者也易發此病。如果不積極治療，可導致死亡。

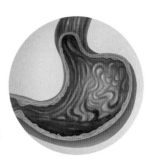

胃出血的典型症狀

一般胃出血症狀有嘔血和黑便、頭暈、口渴、肢體冷感、血壓偏低等，出血量較多時可以造成休克，出現暈厥、煩躁不安或神志不清、面色蒼白、四肢濕冷、口唇發乾、呼吸困難、血壓下降、脈搏快而弱、脈壓差縮小等症狀。

如果消化道出血量較多，且沒有得到及時處理時，血液中的蛋白分解物被腸道吸收，引發腸源性氮質血症，一般出血後 1~2 天達到高峰，出血停止後 3~4 天恢復正常。肝硬化患者由於血氨升高可誘發肝性腦病的發作。

胃出血的主要類型

類型	特點
上消化道出血	胃及十二指腸及其上方腸內出血，常見的表現是嘔血，即胃內甚至腸腔內的血通過口吐出來，嚴重者鼻腔都可能往外噴血。
下消化道出血	空腸、迴腸、結腸一直到肛門出血，稱為下消化道出血。最常見的是便血，胃及腸道出血通過腸道蠕動從肛門排出。

胃出血的誘因

胃出血比較常見的誘因是過量飲酒，酒精刺激胃黏膜，引起急性胃黏膜損害引發出血。喝酒後往往引起嘔吐，也會導致賁門黏膜撕裂，引發出血。另外，不良的作息習慣以及疾病也可導致胃出血。

飲食、作息不規律

工作過度勞累、日常飲食不規律伴精神高度緊張，易導致胃和十二指腸功能失調。普通的消化道疾病忽略治療，則易發展成胃出血。

肝臟疾病

肝臟局限性慢性感染、肝膿腫、肝癌、肝血管瘤破裂引起的肝實質損傷等可導致肝內膽管道出血。

肝硬化患者一般都會發展成食道胃底靜脈曲張，如果再食用粗糙食物、情緒過度刺激，食道胃底的靜脈血管爆裂就會發生大出血。

胃潰瘍

胃潰瘍引起胃出血，多數情況是由於進食不規律，暴飲暴食，或進食辛辣、生冷、刺激性的食物，服用非甾體抗炎藥等。

急性應激事件

如嚴重的創傷、大型手術、危重疾病、嚴重心理障礙等應激狀況下，胃黏膜可發生程度不一的糜爛、淺表性潰瘍和出血。

全身性疾病

血液病包括白血病、再生障礙性貧血、血友病、血管性疾病、結締組織病及血管炎；應激相關性胃黏膜損傷；急性感染性疾病包括流行性出血熱、尿毒症等。

進食堅硬或刺激性食物

堅硬的食物如堅果、油炸食品，可以直接劃破曲張的血管，造成出血。

多由嚴重的胃潰瘍引起

　　胃穿孔多發生在冬季，50 歲以上的老年患者居多，青少年也有發病。近年來發病人數呈不斷增加的趨勢。

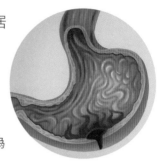

　　胃穿孔是潰瘍病很嚴重的併發症，十二指腸潰瘍和胃潰瘍特別嚴重的情況下都會發生胃穿孔，穿孔並出血的患者約佔 10%，也有少量患者為胃癌穿孔。

　　胃穿孔疼痛難忍，還會引發大量胃液滲出進入腹腔，引發腹膜炎，導致疼痛蔓延至整個腹部和肩部，嚴重者會危及生命。

胃穿孔的典型症狀

　　一般胃穿孔患者在上腹部感覺有刀割樣或燒灼樣的疼痛，這種疼痛是持續性的，會擴散至整個腹部以及肩部。患者會伴隨有噁心、嘔吐、腹脹的症狀。在穿孔後 1~2 小時內患者可有發熱現象，嚴重者會休克。

　　胃穿孔會給患者帶來異常劇烈的疼痛，導致患者出現面色蒼白、出冷汗、脈搏細速、血壓下降等表現。

胃穿孔的類型

👆 類型	📢 表現
急性胃穿孔	胃部病變向深度發展，胃壁變薄，或由於胃內壓力突然增加使胃壁穿孔，引起腹膜炎。
慢性胃穿孔	大多是在胃潰瘍基礎上發病，症狀表現為全身不適、腹部疼痛以及噁心、嘔吐等。

胃穿孔的誘因

胃穿孔是一種較嚴重的、緩慢形成的消化道疾病。

胃潰瘍

罹患胃潰瘍後，沒有得到及時治療，同時不良的飲食、作息習慣沒有得到及時地調整，胃酸和蛋白酶分泌過多以及細菌感染持續破壞胃黏膜，潰瘍越來越深，胃壁越來越薄，胃內壓力突然增大的情況下，就會導致胃壁破裂，引發穿孔。

胃癌

潰瘍性胃癌較易引發胃穿孔，有難以治癒的特點。

藥物

一些非甾體抗炎藥、激素類藥物也會誘發胃穿孔。

飲食習慣

長期飲食不規律、暴飲暴食、大量飲酒會導致患胃潰瘍的概率大大增加，繼續保持這些習慣會導致胃壁損傷越來越深，最終引發穿孔。

創傷因素

在給患者進行胃鏡檢查、胃部手術時，醫師操作不當也會導致胃穿孔，多屬於急性胃穿孔。

情志因素

過度沉溺於憂、思、恐、驚等情緒裏，過度疲勞，也會導致胃部發生病變。

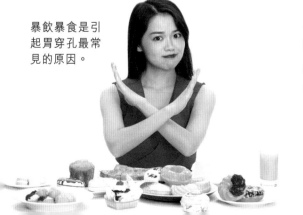

暴飲暴食是引起胃穿孔最常見的原因。

多由誤食所致

胃結石可發生於任何年齡段，幾個月的嬰兒到 80 歲老人，空腹吃過多酸性食物或誤吞異物，如毛髮、果核等，都可能在胃內形成石性團塊。而且該結石可由小變大，可單發也可多發。

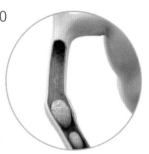

胃結石形狀多為圓形或橢圓形，大小不一。巨大的胃結石會佔據胃的容積，影響進食量，繼而導致營養不良。胃結石可排入小腸，有引發腸梗阻的風險。

胃結石的症狀

輕微的胃結石並無明顯症狀；較為嚴重的胃結石，會導致上腹不適、脹滿、噁心或疼痛，還可能有類似慢性胃炎的症狀，如食慾不振、消化不良、上腹部鈍痛、泛酸、燒心等；嚴重的胃結石可能導致上腹有明顯的硬質包塊或消化道出血症狀。

胃 結 石 的 類 型

👆 類型	📣 誘因
植物性胃結石	空腹吃鞣酸含量很高的食物，如柿子、山楂、黑棗、桔子、石榴等。其所含的鞣酸、膠質等與胃液發生反應，生成不溶性沉澱物，並在胃蠕動作用下凝結成塊。
毛髮性胃結石	食用了某些動、植物成分，毛髮或礦物質，導致在胃裏面不能被消化分解。
混合性胃結石	上述多種原因同時作用形成胃結石。

胃結石的預防與調養

胃結石最常見的類型是植物性胃結石，該如何預防呢？

1. 購買柿子、黑棗、山楂等水果時挑選熟透的，並且盡量在飯後適量食用。
2. 可以多吃一些含鈣量高的食物，如豆製品、奶製品等輔助補鈣。
3. 胃酸分泌過多的人以及有胃動力障礙者，勿食用鞣酸含量較高的食物。

胃結石的食療方法

1. 南瓜子 20 克，去殼取仁，搗爛成泥，加白糖適量攪拌，早、晚空腹用溫開水沖服。

2. 胡桃仁 25 克，大米 50 克，一起加水煮成粥即可。

3. 馬蹄 30 克，煎湯代茶飲。

4. 鮮葫蘆搗爛後取其汁，用蜂蜜調味，每次飲 50 毫升，每日 2 次。

必要時進行碎石治療

小而光滑的胃結石可隨腸胃蠕動，經由糞便排出體外，大的胃結石未及時治療可引發胃潰瘍、上消化道出血甚至胃穿孔。發現有胃結石，必要時可以進行胃鏡下碎石治療。

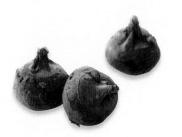

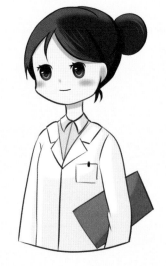

胃良性腫瘤的表現和類型 / 114

胃良性腫瘤是消化系統常見疾病，包括胃瘜肉、胃平滑肌瘤、胃纖維瘤、胃脂肪瘤、胃血管瘤、胃神經纖維組織腫瘤等。良性的胃腫瘤和惡性的不同，惡化的概率十分低，但是發展下去也會造成一定影響。

類型	說明	症狀
胃瘜肉	胃黏膜局限性良性隆起病變，是凸出於胃黏膜表面的良性隆起性病變，表面常較光滑。大體可以分為胃底腺瘜肉、腺瘤性瘜肉、增生性瘜肉、特殊瘜肉。	症狀並不明顯，有的可有上腹部輕微疼痛或不適，厭食、消化不良以及腹瀉等症狀，一般通過胃鏡可以發現，少數有癌變的可能。
胃平滑肌瘤	胃平滑肌瘤是最常見的胃良性腫瘤，中年以上多發。該腫瘤一般在胃體，其他部位也會存在。腫瘤表面常常會有大小不一、深淺不同的潰瘍出現。	會導致胃出血和糞便隱血試驗陽性。
胃纖維瘤	胃纖維瘤可以發生在胃的任何部位，常常會在黏膜下發現。主要由纖維結締組織構成，呈球狀或橢圓狀，內部有時會發現鈣化灶，部分帶蒂，質地一般較硬。	胃部不適、胃痛、胃脹甚至胃出血等。
胃脂肪瘤	發病率低，進展緩慢，極少惡變，預後良好。胃脂肪瘤多見於中年人。可發生於胃體和胃竇，以胃竇多見，90% 源於黏膜下生長，腫瘤向胃腔凸出形成胃內型；10% 於漿膜下生長，向胃外腹腔內凸出形成胃外型。	上腹飽脹不適、疼痛、間歇性嘔吐、嘔血、黑便、幽門梗阻。
胃血管瘤	比較罕見。	症狀與常見胃病症狀相似。一般症狀程度與腫瘤大小、部位等有關。

胃惡性腫瘤的表現和類型

　　胃惡性腫瘤，包括胃肉瘤、胃癌、轉移性胃癌、胃淋巴瘤等。胃惡性腫瘤早期症狀通常不明顯，常被誤診為普通疾病，到中、晚期出現較為明顯的症狀時才被檢查出來，治療難度大。

類型	說明	症狀
胃肉瘤	胃肉瘤是發生於胃黏膜下間質的非上皮性惡性腫瘤，發生率低，佔胃部惡性腫瘤的 1%~3%，以惡性淋巴瘤最多見，胃平滑肌瘤次之，其他如黏液肉瘤、纖維肉瘤、血管肉瘤、惡性神經鞘瘤等均極少見。胃肉瘤可發生於胃壁各層，多發生在胃大彎、胃小彎，其次是胃體前、後壁及胃底，很少發生在幽門。	主要症狀為上腹部不適和疼痛，疼痛與胃潰瘍相似，但無周期性。
胃癌	胃癌是源自胃黏膜上皮的惡性腫瘤，佔胃惡性腫瘤的 95%。胃癌是威脅人類健康的一種常見病。	早期胃癌多無症狀或僅有輕微症狀。當臨床症狀明顯時，病變已處晚期。
轉移性胃癌	主要表現為一種癌症發生局部或者遠處的轉移和浸潤的情況，大多數發生於局部。	如果胃癌病灶轉移到了腹膜處，就可能引起腹水。如果胃癌轉移局限在胃壁內，到達幽門處會形成幽門梗阻，患者會無法進食，並有腹痛、腹脹、噁心、嘔吐的消化道梗阻症狀。
胃淋巴瘤	胃淋巴瘤指原發於胃而起源於黏膜下層淋巴組織的惡性腫瘤，也可為全身惡性淋巴瘤的一部分。	胃淋巴瘤早期無特異性症狀，常誤診為胃潰瘍和胃癌。最常見症狀為上腹痛，可伴有噁心、嘔吐、體重下降、消化道出血、貧血等症狀。

胃癌病死率高，發病年輕化

中國屬於胃癌高發病率的國家，近年來發病率和死亡率都呈上升趨勢。早期胃癌可以治療，中期胃癌可以控制，但是對於胃癌晚期患者而言，治療效果很差，會嚴重影響壽命，因此胃癌患者的死亡率較高。

早、中期症狀不明，晚期不易治療

發展階段	主要症狀
早期	早期症狀不明顯，少數患者會有類似於胃炎的腹脹、上腹疼痛、食慾減退等症狀，極易被忽視。
中期	較明顯的上腹疼痛，或者乏力、貧血等症狀。
晚期	上腹部疼痛加劇，可伴有出血，表現為嘔血、黑便等症狀。

哪些人易得胃癌

1 患有胃部疾病者，如慢性萎縮性胃炎、慢性胃潰瘍、胃瘜肉、胃部分切除者等。

2 飲食習慣不良者。　　3 長期酗酒及吸煙者。

4 有胃癌或食道癌家族史者。　　5 長期精神壓力過大者。

6 長期生活在化學污染環境中的人。　　7 幽門螺旋菌感染者。

胃部先天性疾病

　　胃部先天性疾病包括新生兒胃穿孔、新生兒幽門肥厚性狹窄、胃壁內異位胰腺、胃囊腫、胃憩室等。

類型	說明	症狀
新生兒胃穿孔	新生兒胃穿孔為小兒外科罕見的急腹症，起病急，進展快。多發生於出生後頭幾天的早產兒，多由於先天性發育缺陷導致胃壁肌層薄弱或缺損，也可繼發於其他原發病或圍產期因素如感染、營養不良等。	無典型的臨床表現。部分胃穿孔患兒在窒息、肺炎等疾病的基礎上發生，因此在早期不易診斷。
新生兒幽門肥厚性狹窄	由於幽門括約肌肥厚、增生，使幽門管腔狹窄而引起的上消化道不完全梗阻性疾病，常見於新生兒。足月兒發病較多，早產兒較少。	出生後 1~3 周開始經常性嘔吐，並且多為噴射狀嘔吐。多數患兒上腹部可觸及橄欖大小、稍活動、似軟骨硬度的腫物。
異位胰腺	胰腺組織異位生長的情況比較少，多發生在胃、十二指腸壁內，為先天性發育異常所致。多在黏膜下層病變。	症狀不明顯，多表現為胃潰瘍症狀、上消化道出血或幽門梗阻等，有發生癌變的可能。
胃囊腫	胃囊腫是指胃壁出現單個或多個囊性腫物，可分為原發性和繼發性兩種，好發於胃後壁。屬於胃畸形的一種，為先天性發育異常所致，比較少見。	通常症狀不明顯，在超聲檢查中可以發現。
胃憩室	先天形成，絕大多數為單發，75% 好發於胃後壁鄰近賁門處。多見於 30~60 歲人群。	症狀為上腹部間歇性隱痛，飯後及平臥時加重。

幽門螺旋菌
感染要重視

第五章

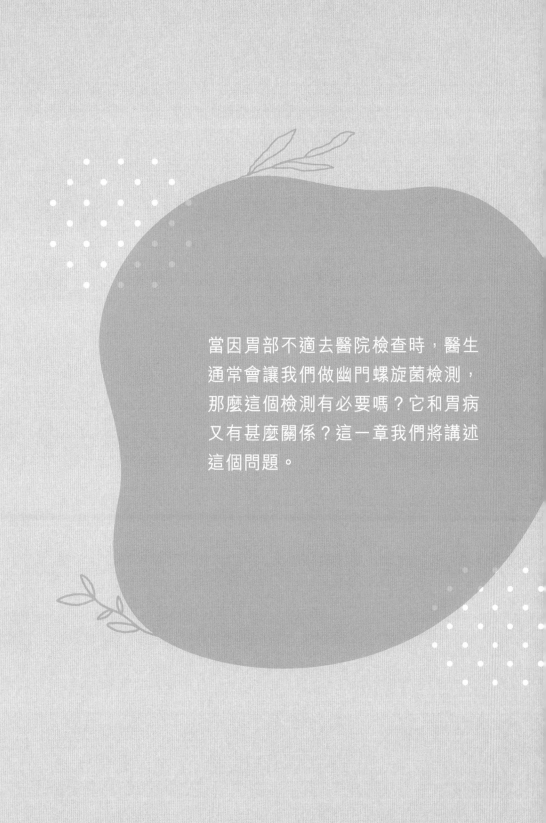

當因胃部不適去醫院檢查時，醫生通常會讓我們做幽門螺旋菌檢測，那麼這個檢測有必要嗎？它和胃病又有甚麼關係？這一章我們將講述這個問題。

20 世紀 80 年代前，人們普遍認為胃部疾病只是由壓力和生活方式所引起的。直到 1982 年 4 月，澳洲的兩名醫師馬歇爾和沃倫偶然發現了幽門螺旋菌，他們通過實驗證明了幽門螺旋菌會導致慢性胃炎、胃潰瘍、十二指腸潰瘍甚至胃癌，而幽門螺旋菌導致的胃病是可以治癒的。

隨着人類對慢性感染、炎症和癌症之間的關係認識更深入，對胃炎、胃潰瘍及胃癌的診斷、治療和預後進入了一個新紀元。這一項化學領域裏里程碑式的發現也使得馬歇爾和沃倫獲得了 2005 年諾貝爾生理學或醫學獎。

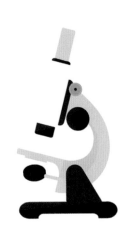

頑固的細菌 119

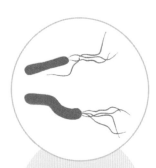

幽門螺旋菌是一種螺旋形微生物，有很多可移動的鞭毛。

胃會分泌胃酸，胃酸主要成分為鹽酸，正常胃液的 pH 值為 1.5~3.5，不僅可以消化食物，而且可以將大部分細菌殺死。

但是，幽門螺旋菌是個例外，它恰恰喜歡酸性環境，不僅可以在強酸性的胃液裏存活，還會大量繁殖並損傷胃黏膜。這也是目前所知道的能夠在人胃中生存的唯一微生物。幽門螺旋菌能分泌尿素酶，從而產生氨，所以可以生活在強酸環境下的胃裏。幽門螺旋菌不僅喜歡寄居於幽門、胃竇的黏膜上，而且可以存在於牙菌斑中，帶菌者的牙垢與唾液中也會含有該菌，極易傳染給他人。

幽門螺旋菌在胃中也不是「等閒之輩」，它會釋放大量有毒物質，比如尿素酶、磷脂酶、生物胺等，這些毒素能導致胃黏膜上皮細胞壞死、胃黏膜破潰，可引發消化不良、胃炎、十二指腸潰瘍甚至胃癌。

早在 1994 年，國際癌症研究機構（IARC）就已將幽門螺旋菌列為胃癌的第一類致癌原。

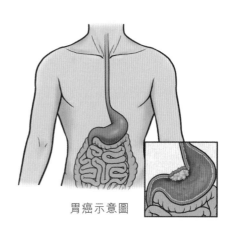

胃癌示意圖

世界上 50% 的人感染幽門螺旋菌

在中國，幽門螺旋菌的感染率平均為 59%。在慢性胃炎患者中幽門螺旋菌的感染者達 80%~90%，超過 90% 的十二指腸潰瘍和 80% 左右的胃潰瘍都與幽門螺旋菌感染直接相關。

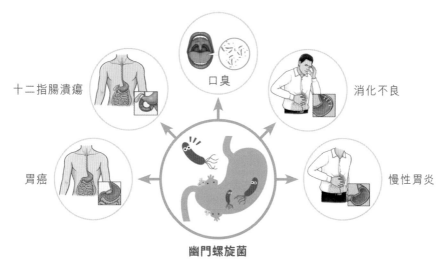

十二指腸潰瘍

口臭

消化不良

胃癌

慢性胃炎

幽門螺旋菌

　　幽門螺旋菌既能在人體內生長繁殖，又能通過糞便、唾液排出體外，傳染性非常強，每一個感染了幽門螺旋菌的患者都可能通過聚餐等途徑傳染給其他人。

　　從目前研究來看，幽門螺旋菌僅在靈長類動物和雪貂中有自然感染。從猴、豬、貓、狗等動物胃內也能分離出幽門螺旋菌樣細菌來，但與人類攜帶的有些差異，因此人類幽門螺旋菌的傳染源可能只有人類本身。

　　分餐制在華人社會並不普及，這為幽門螺旋菌的傳播提供了有利條件。家庭成員之間傳播非常普遍。因此，當一個人查出感染幽門螺旋菌時，家人也需要去檢查是否感染。

幽門螺旋菌的傳播途徑 / 123

　　幽門螺旋菌的傳播途徑主要是人直接傳播和從環境中感染兩種，在家庭成員、情侶、周圍的人之間都可發生傳播。

人直接傳播	從環境中感染
共餐，且沒有實行分餐制。一人感染，全桌遭殃。	感染者嘔吐物或糞便排出後未進行妥善處理，污染飲用水或食物。
親吻。交換唾液（含有細菌）是幽門螺旋菌感染最直接的方式。	/
共享餐具、共享牙刷、口杯等，是幽門螺旋菌感染的危險途徑。	/

易感人群：保護孩子

兒童年齡小，抵抗力弱，極易感染，兒童期為幽門螺旋菌感染的高發期。兒童的胃壁比較脆弱，感染幽門螺旋菌後極易引發潰瘍、萎縮性胃炎等疾病。因此，防範兒童感染幽門螺旋菌尤其重要。

嚼碎了餵孩子，不可以

孩子的牙齒還未長齊的時候，有的大人會喜歡將飯菜嚼碎了餵孩子吃，這是非常不衛生的做法，這樣不僅會傳染幽門螺旋菌，而且容易導致兒童患牙周炎等疾病。嚼碎了餵孩子，還使食物的營養受損，不利於兒童的成長發育。

對於 6 個月以上、牙沒長齊的嬰兒，可以將蒸熟的南瓜、馬鈴薯、米飯等用研磨碗碾碎了餵給孩子吃。肉類則可以用料理機打碎做成肉丸子餵給孩子吃。同時，幼稚園和學校的集體生活也會導致幽門螺旋菌的交叉感染。在兒童進餐時盡量將餐具分開，並且在使用後要高溫消毒。平時家長要幫助孩子養成勤洗手、多喝水的好習慣。

不要用嘴巴給孩子食物吹氣降溫

孩子感到餓的時候通常會很着急，大人對着孩子的碗裏吹氣降溫也不可取，幽門螺旋菌可以通過唾液傳播。同時，唾液還會導致其他消化道及呼吸系統的細菌或病毒感染。

正確的做法是將食物提前做好，自然涼至常溫再給孩子食用。也可以備一個手持小風扇，當孩子飢餓難耐時用小風扇給食物降溫。

同時，親吻孩子、與孩子共用餐具等也應盡量避免。

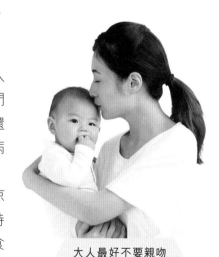

大人最好不要親吻孩子嘴巴，否則易將口腔和鼻咽的細菌和病毒傳染給孩子。

養胃無憂 200 解 • 第五章

1. 飲食不節或勞累過度的人都容易出現脾胃虛弱，胃黏膜防禦功能下降，更容易導致幽門螺旋菌感染。

2. 有幽門螺旋菌感染家族史的人，一方面有易感染的體質，另一方面，家族聚集也易導致感染。

3. 免疫力較低、嚴重貧血或營養不良的人，也易感染幽門螺旋菌。

感染幽門螺旋菌的症狀

126

疼痛

因胃和十二指腸黏膜損傷，有些患者還可能出現反覆發作性劇烈腹痛、上消化道少量出血等症狀。

泛酸

幽門螺旋菌會誘發胃泌素大量分泌，導致胃酸過多，表現為泛酸和燒心。

早飽

進食後上腹部飽脹、不適或疼痛，或者伴隨打嗝、腹脹、泛酸和食慾減退等情況。

口臭

幽門螺旋菌在牙菌斑中生存，引發口腔感染，可能導致口氣重；嚴重者往往還有一種特殊口腔異味，無論如何清潔，都無法去除。

呼口氣，就知道有沒有被感染

檢查是否感染幽門螺旋菌，主要有兩種方法：一種是胃鏡檢查，這種方法用得比較少；另一種就是尿素呼氣試驗。

尿素呼氣試驗的檢測過程是，被檢測者空腹或在餐後 2 小時，先往袋子裏吹一口氣，再服用碳 -13 或碳 -14，約 30 分鐘後，再次吹一口氣，對吹出的氣體進行檢測，從而判斷是否感染。這個方法無痛苦、無創，方便快捷，被廣泛使用。

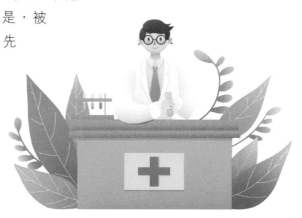

感染幽門螺旋菌離胃癌有多遠

感染了幽門螺旋菌，如果不治療，有可能會發展成胃癌，但並不是說感染幽門螺旋菌就會患胃癌，胃癌往往是和其他胃部疾病一起導致的。

但是，在患者得了胃炎、胃潰瘍到癌前病變，再一步步發展到胃癌的過程中，幽門螺旋菌起到了重要的推動作用。

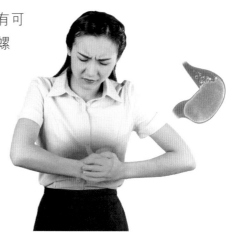

如果幽門螺旋菌攜帶者肝腎狀態不是很好，也沒有明顯的消化系統症狀，可以選擇保守治療。但是如果有以下幾種情況，則需要根治。

1 患有消化性潰瘍、胃黏膜相關淋巴瘤等疾病。

2 早期胃癌術後、慢性胃炎伴萎縮、糜爛。　　3 慢性胃炎伴消化不良。

4 有胃癌家族史。　　5 需要長期服用非甾體抗炎藥。

6 需長期服用質子泵抑制劑。

7 不明原因缺鐵性貧血、特發血小板減少性紫癜。

當患者有上述情況，並同時存在幽門螺旋菌感染時，推薦進行根除治療。

目前，治療幽門螺旋菌的方案比較成熟，可採用三聯、四聯以及序貫療法，也就是用抗生素殺死細菌。但是抗生素治療對人體會產生一定的不良反應，增加肝腎的代謝負擔，並且會破壞腸道菌群的平衡。因此治療應遵醫囑，需要醫生綜合評估。

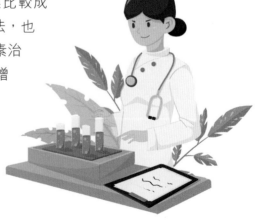

如何預防幽門螺旋菌感染

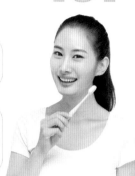

1 仔細刷牙。幽門螺旋菌可在牙菌斑和齲齒上生長繁殖，仔細刷牙可以減少牙菌斑形成、預防齲齒。

2 養成良好的飲食衛生習慣。少去不衛生的地方進餐；不可將食物嚼碎了餵孩子；家庭餐具洗完後注意消毒；多使用公筷、公勺，盡量實行分餐制。

3 定期檢查是否感染幽門螺旋菌。

4 勤洗手，生食瓜果前清洗乾淨。

5 嘔吐物、糞便及時清理，以防造成環境污染。

感染了幽門螺旋菌，就算已經治癒，也有復發和再次感染的可能。如果當下不用治療，則更需注意胃的養護，保證胃健康，預防併發症。

實行分餐制好處多

預防幽門螺旋菌最有效的措施是執行分餐制。分餐制不僅可以有效減少幽門螺旋菌的傳播，而且可以有效降低乙肝等疾病的發病率。

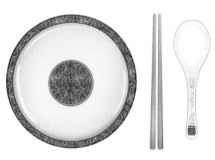

執行分餐制，還有助於合理分配進食的膳食種類和比例，很直觀地看到每個人吃了多少。

千百年來，中國人習慣了共餐制，一家人在一起團團圓圓地吃飯，這樣比較有氛圍，尤其是節日期間的共餐早已成為生活中不可缺少的儀式。實行分餐制會比較難，但是可以在餐桌上設置公勺、公筷等，以減少交叉感染。

chapter 06

治胃病配合
檢查很重要

第六章

胃鏡檢查，是指借用一根纖細、柔軟的帶有內窺鏡的管子由嘴伸入受檢者的食道、胃、十二指腸，以觀察受檢者上消化道健康狀況的醫學檢查方法。因檢查過程有可能讓受檢者感到噁心、乾嘔，常常被患者拒絕。但是胃鏡是診斷消化道疾病最有效的檢查手段，因為胃鏡檢查比較直觀、清晰、全面，且診斷率非常高，具備消化道造影等其他胃部檢查所不可替代的優勢。隨着醫療技術的進步，無痛胃鏡也開始廣泛使用。

胃鏡檢查為甚麼難受

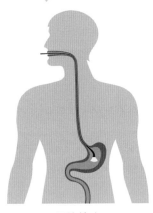

胃鏡檢查

　　胃鏡檢查是將一條直徑大約 1 厘米的、柔軟的、帶內窺鏡的光導纖維管由喉嚨伸入胃中，再通過內窺鏡將胃部情況傳到電腦螢幕上，以便醫生實時觀察胃部情況，並可以同時進行活體病理學和細胞學檢查。

　　胃鏡檢查是一種侵入性的器械檢查，當纖維管經過咽喉時，會引發咽反射並有嘔吐的感覺，患者會感到不適。

胃鏡檢查可發現早期胃癌

1 可以通過內窺鏡直接觀察食道、胃以及十二指腸黏膜有無炎症，有無糜爛、潰瘍、腫瘤等病變。

2 可以對可疑病變組織取活體，送病理學檢查，以便協助診斷。

3 可以鏡下止血，對出血病變部位進行止血治療。

4 檢查的同時，可鉗取異物、電凝切瘜肉。

5 比較大的良性腫瘤和早期癌變，也可以在胃鏡下進行操作。

　　胃鏡檢查已經成為診斷食道、胃和十二指腸疾病最可靠的方法；胃鏡還可以發現早期胃癌。

哪些人需要做胃鏡檢查

若是有以下情況，則建議前往正規醫院進行胃鏡檢查。

1 持續嘔吐、燒心、打嗝、泛酸，或有較明顯的腹部飽脹感。

2 經常感到吞嚥困難、上腹部疼痛。

3 持續性的不明原因嘔血、大便呈黑色、不明原因腹痛，建議考慮胃鏡、腸鏡一起檢查。

4 肝硬化等疾病患者，需完善食道、胃底等併發症評估。

5 胃癌、食道癌等上消化道腫瘤術後，需定期隨訪。

6 有胃癌家族史，直系親屬得過胃癌。

7 歷史檢查顯示有高危因素的患者，需要定期進行胃鏡檢查，以便及時發現胃癌。

胃鏡檢查是否安全

胃鏡檢查一般都很安全，對大部分患者來説，診斷清楚明確，治療快速有效，帶來的好處遠遠多於壞處。理論上胃鏡有引發胃穿孔、感染，以及肺部、心臟等併發症的風險，但是在臨床實踐過程中，發生不良事件的概率極低，絕大多數患者都能很順利地完成檢查。

無痛胃鏡檢查使用的靜脈麻醉藥劑量小、起效快，很快就能代謝排出，並不會留下任何後遺症，不會影響記憶力和智力。

選擇普通胃鏡還是無痛胃鏡，需要因人而異。如果耐受性比較好，不易犯噁心，可以選擇普通胃鏡。如果比較容易犯噁心，最好選擇無痛胃鏡。

另外，不符合麻醉條件或因患有其他高危疾病而不適合無痛胃鏡的情況下，那就只能選擇做普通胃鏡了。具體情況還需要經過醫生全面的評估來決定。

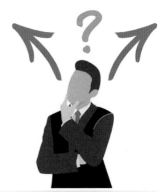

胃鏡方式的選擇需要由醫生對患者的實際情況評估後決定。

特點	普通胃鏡	無痛胃鏡
準備	若檢查安排在上午，檢查前一天晚飯後就不要吃東西了。檢查安排在下午，早飯可吃流質或少渣食物，午飯禁食。	提前 4~6 小時禁食禁水，要有家屬陪同，做完後不能開車。
過程	胃鏡管由嘴進入，有明顯的噁心感，鼻涕、眼淚會流出。	整個過程，患者都在睡眠狀態中，甚麼都不知道。
可能產生的損傷	內窺鏡容易碰到胃黏膜，造成損傷、出血。	內窺鏡造成的損傷機會很少。
效果	患者噁心時，胃會收縮，影響觀察。	方便醫生仔細觀察，必要時可做活檢。
風險	只需局部口咽麻醉，風險較小。	麻醉風險、胃黏膜受損。

哪些人不適合無痛胃鏡

無痛胃鏡具有很多優勢，然而並不是所有人都適合無痛胃鏡，這也是為甚麼在做胃鏡檢查前醫生通常需要對患者進行抽血化驗，做肝功能檢查和傳染病篩查。

以下人群不適合無痛胃鏡：

1 嚴重的冠心病以及心肌損傷患者。　　2 出血性休克患者。

3 食道狹窄、賁門狹窄、幽門狹窄的患者。

4 體質極度衰弱的患者。　　5 急性食道炎、支氣管哮喘發作。

6 急性咽炎、扁桃體炎患者。　　7 精神不太正常的患者。

8 胃瀦留患者。　　9 主動脈瘤患者。

10 肺炎或者其他感染性疾病，伴有高熱症狀的患者。

舒適的胃鏡

胃鏡檢查帶來不適，主要是噁心、嘔吐帶來的不適，並非劇烈的疼痛。如果醫生技術嫻熟，動作輕柔，並且溝通到位，可使患者心態放鬆，保持正確的深呼吸法，就能很大程度地減輕不適。

還有一種舒適胃鏡，即經鼻胃鏡。所使用的光導纖維管非常細，只有普通胃鏡的一半，並且特別柔軟。由於是從鼻孔處插管，並不經過咽喉，所以患者在做胃鏡檢查過程中的不適感大大減輕，還可使醫生更細緻地觀察胃部。

chapter 07

堅持中醫調理，
養胃有成效

第七章

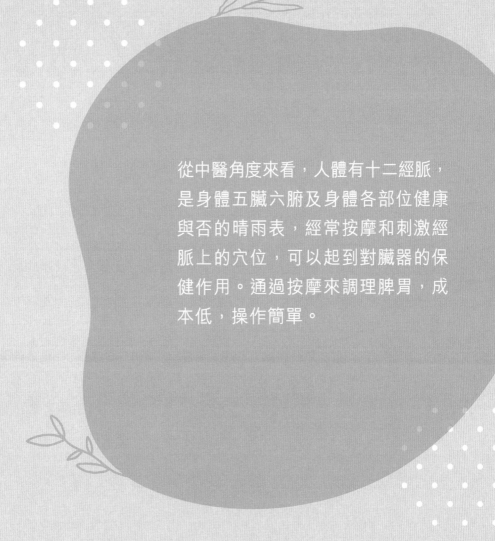

從中醫角度來看，人體有十二經脈，是身體五臟六腑及身體各部位健康與否的晴雨表，經常按摩和刺激經脈上的穴位，可以起到對臟器的保健作用。通過按摩來調理脾胃，成本低，操作簡單。

按摩以經絡學說為理論基礎

按摩是以中醫的五臟六腑、十二經絡學說為理論基礎，用手或器械對人體穴位、經絡等對應的身體表面部位進行摩擦、揉捏或敲打，以達到緩解疲勞、扶正祛邪、防病治病等目的的方法。

操作簡便，使用範圍廣

按摩因其操作簡單、靈活方便、起效快、自己操作幾乎沒有花費的特點，而被廣泛使用。不論男女老少，均可採用不同的施術手法，進行保健按摩。

通過按摩調理脾胃

按摩脾胃對應穴位，能促進腸胃蠕動和排空，增加腸胃分泌消化液，減輕腸胃瘀血，改善血液循環，有助於脾胃運化，緩解慢性胃炎的症狀。

按摩腹部及腸胃相關穴位，對預防及緩解腸胃疾病有益，同時對五臟六腑整個系統的功能協調起到促進作用。

堅持簡單的自我按摩也能調理脾胃。將兩隻手的手掌放在身體兩側，然後由乳房下緣向下推按至側腰部，以局部發熱為準，能起到疏通肝膽經、調暢氣機的作用。經常按摩有助於調節腸胃功能，達到養胃、暖胃，調暢中焦氣機的作用。

按摩的禁忌

以下人群及情況，不可盲目進行按摩：各種皮膚病患者或皮膚有燒傷、燙傷、擦傷等；發熱、感冒時；處於孕期、經期的女性；過飽或過飢狀態時；身體過於虛弱的人；有急性傳染病，如猩紅熱、水痘等；有嚴重的心、肺、肝、腎等臟器疾病等。

零基礎也可學會按摩

按摩很容易掌握，要達到理想的治療效果，有兩個重要前提：一是需要找準穴位，隨症取穴；另一個是操作手法得當，用力均勻。用力過猛易導致被按摩者受傷，手法太輕則起不到保健效果。

揉、摩、推、拿、點、捏等是按摩中比較常用的手法，按摩前可以在手上適當塗抹一些按摩油或在需按摩部位塗適量滑石粉。

揉

用指腹或指端在穴位上做小幅度迴旋揉動，並帶動皮下組織一起揉動。

摩

用手指或手掌在皮膚或穴位上進行柔和摩擦。

推

用手指或手掌向前、向上或向外推擠皮膚、肌肉。

拿

用一手或兩手拿住皮膚、肌肉，向上提起，隨後又放下。

捏

用拇指和其他手指在特定部位做對稱性擠捏。

點

用單手手指使勁點按穴位。

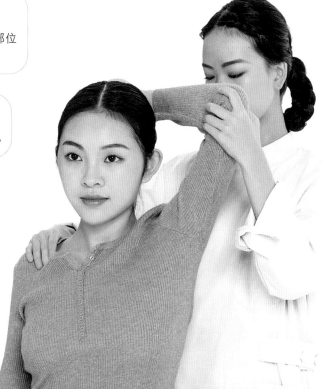

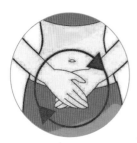

胃動力不足的人，胃無法將吃進的食物順利往下推，很容易在餐後出現噁心、嘔吐、腹痛、腹脹等不適。

除了從飲食上進行調理，揉腹效果也很不錯。經常揉腹可以促進消化和血液循環。

揉腹的方法：排空小便，洗淨雙手，取站位或仰臥位，全身放鬆，左手按在腹部，右手疊放在左手上。先按順時針方向揉腹 50 次，再逆時針按揉 50 次。按揉時力度要適中，呼吸自然。此法可以緩解便秘。

按摩足三里，和腸消滯
143

按揉足三里可以調動並促使胃經的氣血運行，不僅能理脾胃、調中氣、和腸消滯、疏風化濕，輔治胃痛、腹痛、腸胃炎等疾病，還有扶正培元、祛邪防病、強身健體的功效。

定位取穴：在小腿前外側，犢鼻穴下 3 寸，犢鼻穴與解溪穴連線上。

快速取穴：站位彎腰，同側手虎口圍住髕骨上外緣，餘四指向下，中指指尖處即是。

按摩方法：用拇指按揉足三里，每天早晚各堅持按揉 200 下。

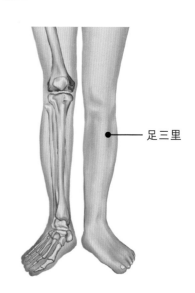

足三里

按摩梁丘，緩解胃痙攣

梁丘是足陽明胃經上的一處重要穴位，經常按揉此穴可有效緩解胃痙攣、腹瀉、膝蓋疼痛、浮腫、寒證等。梁丘也可以與足三里穴、中脘穴順次按揉，可有效減輕胃痛。

定位取穴：在股前區，髕底上 2 寸，股外側肌與股直肌肌腱之間。

快速取穴：坐位，下肢用力蹬直，髕骨外上緣上方凹陷正中處即是。

按摩方法：用大拇指朝大腿方向按壓或者揉按 1 分鐘。

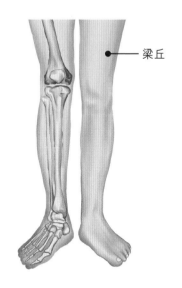
梁丘

按摩膈俞，寬胸理氣

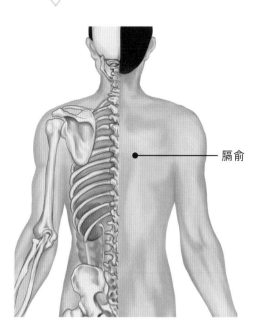
膈俞

嘔吐、咳嗽、吐血等都屬於氣機上逆導致的病症，通過按摩膈俞，可以寬胸理氣，緩解症狀。常按該穴不僅可以促進血液流通、養血活血，還可以起到和胃、降血壓等功效。

定位取穴：在脊柱區，第七節胸椎棘突下，後正中線旁開 1.5 寸。

快速取穴：肩胛骨下角水平連線與脊柱相交椎體處，下緣旁開 2 橫指處。

按摩方法：用拇指點壓膈俞 1~2 分鐘，以出現酸痛感為宜。

按摩胃俞，增進食慾

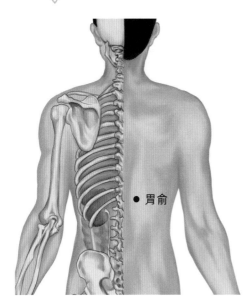

● 胃俞

胃腑的濕熱水氣由胃俞外輸膀胱經，胃俞與魂門穴順次按揉，可有效緩解胃寒、積食；胃俞與內關穴、足三里穴順次按揉，可有效緩解噁心、嘔吐。孩子不愛吃飯時也可按摩此穴。

定位取穴：在下背部，第十二節胸椎棘突下，後正中線旁開 1.5 寸。

快速取穴：兩髂與脊柱相交椎體處，往上推 4 個椎體，下緣旁開 2 橫指處。

按摩方法：用兩手掌按壓此穴，再以畫圈的方法揉按此穴。

按摩足通谷，緩解胃炎

日常生活中，家庭聚餐、朋友一起喝酒等都可能造成進食過多、消化不良。按摩足通谷穴可瀉熱降濁，起到緩解胃痛、調理慢性胃炎的作用，還可清熱安神、清腦明目。

定位取穴：在足趾，第五蹠趾關節遠端，赤白肉際處。

快速取穴：沿小趾向上摸，摸到小趾與足部相接的關節，關節前方皮膚顏色深淺交界處。

按摩方法：用拇指指腹揉按足通谷，每次1~3 分鐘，早晚各 1 次。

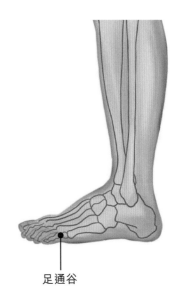

足通谷

按摩胰俞，促進消化

當感覺上腹部疼痛、消化不良時，按摩胰俞，可以有效改善胃部疼痛及消化不良的症狀。常按此穴可以起到健脾和胃、理氣止痛的作用。

定位取穴：在脊柱區，橫平第八節胸椎棘突下，後正中線旁開1.5寸。

快速取穴：兩側肩胛骨下角連線與後正中線相交處向下推1個椎體，下緣旁開2橫指處。

按摩方法：用大拇指指腹推按胰俞，每次2~3分鐘，每日2次。

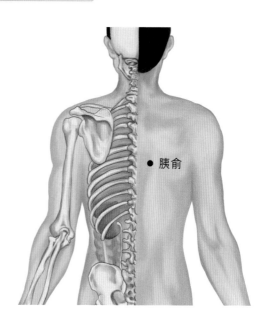

胰俞

按摩中泉，緩解胃痛

中泉是上肢部奇穴，在手背上，可以隨時隨地進行按摩。按摩該穴可以有效緩解胃氣上逆，有助於緩解胃痛、胃脹等症狀，還能輔助治療支氣管炎、哮喘等。

定位取穴：在腕背側遠端橫紋上，橈側指總伸肌腱的凹陷中。

快速取穴：俯掌，背部腕橫紋上，陽溪穴與陽池穴連線的中點處即是。

按摩方法：用指腹揉按中泉，每次200下，經常揉按。

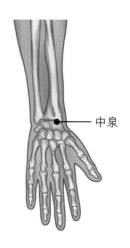

中泉

按摩脾俞，調理胃下垂

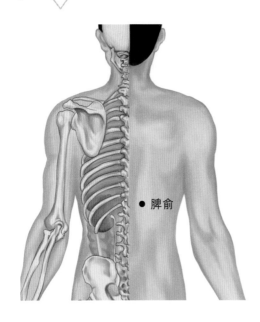

● 脾俞

經常揉按脾俞可以起到利濕升清、健脾和胃、益氣壯陽的作用，對胃下垂、消化性潰瘍、脘腹脹痛、胃炎、胃出血等疾病有調理作用。

定位取穴：在脊柱區，第十一節胸椎棘突下，後正中線旁開 1.5 寸。

快速取穴：兩髂與脊柱相交椎體處，往上推 5 個椎體，下緣旁開 2 橫指處。

按摩方法：逐漸用力下壓脾俞，同時按揉，有酸、麻、脹、重的感覺即可。

按摩內庭，清胃瀉火

內庭，意指門內的庭院，起「順暢通達」的作用，有清胃瀉火、理氣止痛、清熱寧神的功效。常按揉此穴可以改善胃炎、胃痛吐酸、口臭、扁桃體炎等。

定位取穴：在足背，第二、第三趾間，趾蹼緣後方赤白肉際處。

快速取穴：足背第二、第三趾間，皮膚顏色深淺交界處即是。

按摩方法：用手指指尖點按內庭，每次 2~3 分鐘，每日早晚各 1 次。

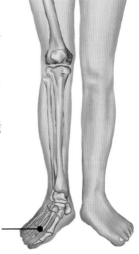

內庭 ——

按摩內關，緩解腹痛　　152

內關穴屬於心包經，按摩內關可以打開人體內在機關，有補益氣血、安神養顏的功效。經常按摩此穴，可以健胃補脾，對嘔吐、腹痛、腹脹等症狀能起到緩解作用。

定位取穴：在前臂前區，腕掌側遠端橫紋上 2 寸，掌長肌腱與橈側腕屈肌腱之間。

快速取穴：微屈腕握拳，從腕橫紋向上量 3 橫指，兩條索狀筋之間即是。

按摩方法：按摩此穴 5~10 分鐘。

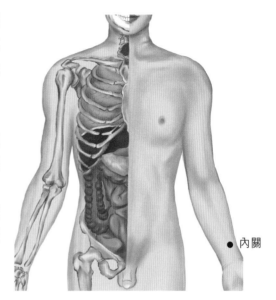

內關

按摩腳底，調節腸胃分泌　　153

人的足底有脾胃、十二指腸、小腸等反射區，通過對這些反射區進行按摩，可以調節腸胃分泌功能、促使潰瘍面癒合，還可以增強腸胃消化吸收能力，減輕胃痙攣，緩解胃部疼痛。

按摩方法：被按摩者取坐位，兩腳心相對，左手搓右腳心，右手搓左腳心。多按湧泉、太沖、太溪等穴以及胃、腸反射區。

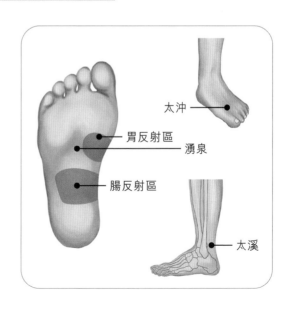

太沖

胃反射區

湧泉

腸反射區

太溪

寶寶因其各臟腑功能發育尚不完善，極易出現嘔吐、積食、便秘等脾胃方面的問題。同時因為寶寶年幼，用藥更需謹慎，否則易對肝、腎產生不良反應。小兒按摩因其簡單易上手、安全、有效、無不良反應的特點，具備獨特的優勢。

寶寶出現一些輕微消化問題時，可以通過按摩來緩解。同時，也有一些情況需要注意。

適宜的環境

盡量選擇在避風、避強光、溫度適宜的安靜房間，按摩時及按摩後要注意避免風寒，忌食生冷。

注意寶寶的狀態

不要在寶寶過飢、過飽時按摩，最好在飯後 1 小時進行。也盡量避免在寶寶睡着時按摩。如果寶寶情緒比較激動，則需先安撫再進行按摩。

手法輕一點

為寶寶按摩時需要注意安全，寶寶皮膚嬌嫩，手法輕一點，不要急躁，隨時觀察寶寶的反應。

按摩一般以每次 5~15 分鐘為宜，不適合一次按摩太長時間。按摩以寶寶感覺舒適為宜。

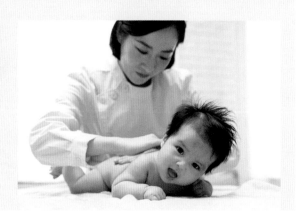

捏捏寶寶小手好處多

按摩寶寶手上的穴位,可以緩解寶寶積食、腹脹、便秘等症狀。

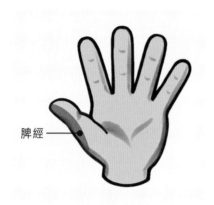

推脾經:寶寶大拇指外緣側,自指尖推向指根,反復推 300 次。

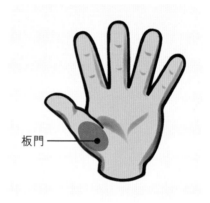

揉板門:用拇指在寶寶大魚際隆起處點揉 100 次。

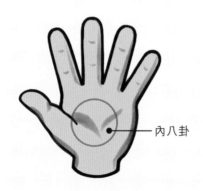

運內八卦:以手掌中心為圓心,以圓心至中指指根 2/3 為半徑,順時針方向運 300 次。

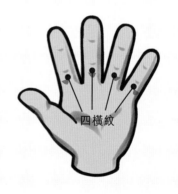

掐揉四橫紋:用拇指指甲逐個掐揉四橫紋,掐 1 次揉 3 次。四橫紋在手掌面,食指、中指、無名指和小指第一指間關節橫紋處。

有些寶寶瘦弱、大便泄瀉而酸臭，這多是消化不良導致營養吸收不好造成的。為寶寶捏脊可以刺激督脈和膀胱經，調理腸胃功能，緩解積食、消化不良等情況，從而提高寶寶免疫力。

捏脊的操作方法：

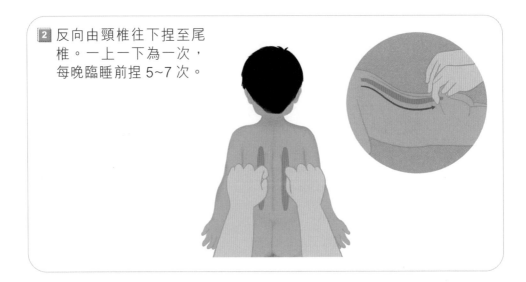

1 可以兩手同時進行，用食指及拇指提捏脊椎旁開 1.5 寸處，由尾椎開始向頸椎有規律地捏。最好不要中途間斷，以利經氣流通。

2 反向由頸椎往下捏至尾椎。一上一下為一次，每晚臨睡前捏 5~7 次。

寶寶不愛吃飯，這樣按

　　有很多寶寶不愛吃飯、喜吃各種零食，可以通過按摩使經絡得以疏通，起到增強食慾、提高免疫力的作用。

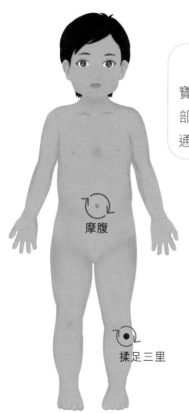

摩腹

揉足三里

摩腹

寶寶仰臥，全身放鬆，大人將手放於寶寶腹部，以手心對肚臍，順時針摩 100 次，可潤腸通便；逆時針摩 100 次，可止瀉。

揉足三里

寶寶仰臥，腿微屈，大人以兩拇指指腹放於寶寶足三里處，力度以皮膚稍凹陷為宜，順時針方向揉 5~6 分鐘。

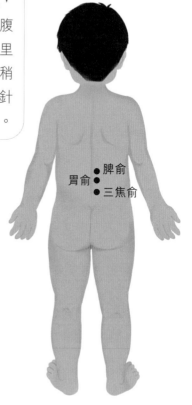

胃俞
脾俞
三焦俞

按揉脾俞、胃俞、三焦俞

寶寶俯臥，大人將食指、中指、無名指併攏分別放於脾俞穴、胃俞穴、三焦俞穴，力度以皮膚凹陷 1~2 毫米為宜，按揉 2~3 分鐘，先左側，後右側。

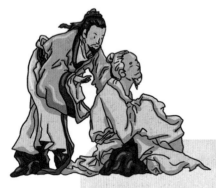

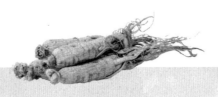

足太陰脾經歌訣

補脾人參綿黃芪，扁豆白朮共陳皮。

蓮子山藥白茯苓，芡實蒼朮甘草宜。

瀉脾之藥用枳實，石膏大黃青皮奇。

溫脾官桂丁藿香，附子良薑胡椒粒。

滑石玄胡涼脾藥，白芍升麻引入脾。

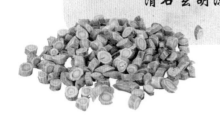

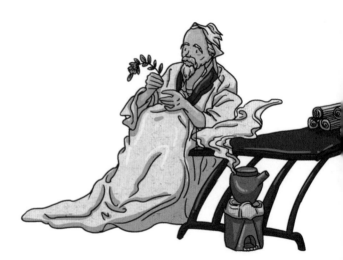

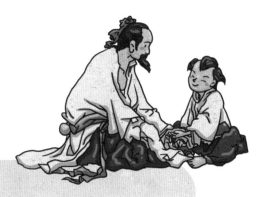

足陽明胃經歌訣

補胃必須蒼白朮，半夏扁豆綿黃芪，

芡實蓮肉共百合，山藥還加廣陳皮。

溫胃火、亦如脾，再加一味南枳實，

更添芒硝和大黃，多加石膏瀉更急。

溫胃木丁與藿香，益智吳萸及良薑，

香附白肉草豆蔻，厚朴胡椒生乾薑。

涼胃葛根條黃芩，滑石黃連玄花粉，

知母連翹石膏斛，梔子升麻竹茹尋，

十三味藥涼胃火，白芷升麻引胃藥。

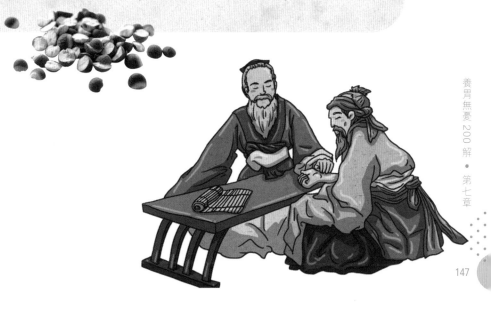

石斛

益胃生津，滋陰清熱

　　石斛味甘、性微寒，歸胃、腎二經，可生津養胃，是滋補佳品。石斛有很多種，以鐵皮石斛藥性最佳。

⊘禁忌

石斛易助濕，故濕溫未化燥者忌用；脾胃虛寒者忌用；舌苔厚膩、便溏者也應慎用。

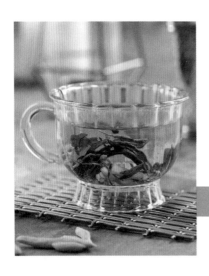

石斛麥冬茶

材料： 石斛 15 克，麥冬 10 克，綠茶 5 克。

做法： 將石斛、麥冬和綠茶一併放入茶杯內，用沸水悶泡 10 分鐘。

養生功效： 養陰清熱、生津利咽。

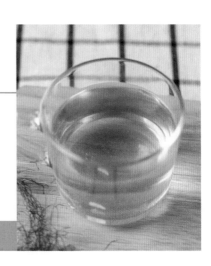

石斛玉米鬚茶

材料： 石斛、蘆根、玉米鬚各 5 克。

做法： 1. 將準備好的材料放入水中，大火燒開，轉小火熬煮 20 分鐘。

　　　　 2. 濾渣取汁，代茶飲。

養生功效： 養陰清熱、利尿。

芡實

補脾止瀉，祛濕止帶

芡實，又名雞頭米，為睡蓮科植物芡的種仁，生長於池塘、湖沼中。其種子成熟後，進行乾燥等程序炮製而成的調理脾胃的中藥。

🚫禁忌

因芡實不易消化，故嬰幼兒及消化不良的人不宜多食；芡實可利尿排濕，故上火、肝火過旺的人不宜多食。

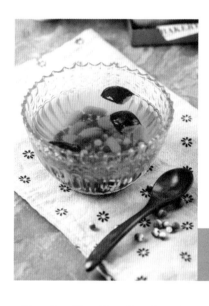

花生芡實湯

材料：芡實 2 克，花生米 10 粒，紅棗適量。

做法：1. 將花生米與芡實用清水浸泡 30 分鐘；紅棗洗淨，去核，切塊。
2. 所有食材用大火煮開，轉小火燉 20 分鐘至熟透即可。

養生功效：改善腸胃功能，適合體虛的產婦、老年人等。

開胃健脾六寶湯

材料：海底椰、芡實各 5 克，紅棗 3 個，蟲草花、薏米各 3 克。

做法：1. 所有材料用清水浸泡 1 小時。
2. 將備好的材料放入鍋中，用小火熬煮 1 小時即可。

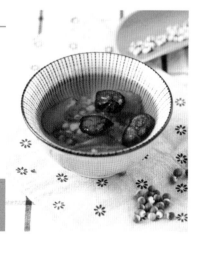

養生功效：調理脾胃、生津潤肺、益氣補脾，尤其適合孩子食用。

砂仁

和胃醒脾，輔治脹氣

砂仁有溫脾止瀉、理氣安胎、化濕開胃的作用；砂仁還可調理胃炎，對胃痛、打嗝、泛酸等有緩解作用。

◎禁忌

對砂仁過敏者禁用；陰虛火旺、咽痛、氣虛肺滿等情況禁用；孩子、孕婦慎用。

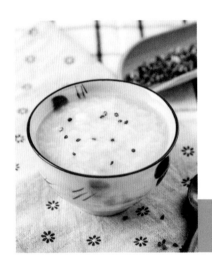

砂仁粥

材料： 砂仁 1 克，大米 50 克。

做法： 1. 將砂仁搗碎為細末備用。

2. 將大米下鍋煮粥，待粥將熟時，調入砂仁末，稍煮即可。

養生功效： 健脾胃、助消化。適用於食慾不振、消化不良。

砂仁排骨湯

材料： 砂仁 5 克，排骨 400 克，鹽適量。

做法： 1. 砂仁泡水 5~10 分鐘；排骨焯水。

2. 砂仁與排骨放入鍋中，注入清水，燉煮 1 小時即可。

養生功效： 可有效改善脾胃虛寒。胃部泛酸者不宜食用。

木香

行氣止痛，健脾消食

木香性溫，味辛、苦，歸脾、胃、大腸、三焦、膽經，有行氣、止痛、和胃、健脾、助消化的功效，對上腹部脹氣、噁心、嘔吐、腹瀉、食慾不振等有食療作用。

⊘禁忌

孕婦慎用；木香性溫，能傷陰助火，故陰虛火旺者慎用；胃氣虛弱及陰虛津液不足者慎用。

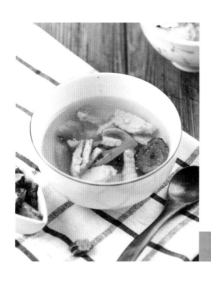

木香陳皮肉片湯

材料：瘦肉片 100 克，陳皮絲、木香各 3 克，鹽、食用油各適量。

做法：1. 將瘦肉片焯水撈出；陳皮絲、木香浸泡 10 分鐘。

2. 備好的材料下鍋燉煮 30 分鐘，出鍋前加適量油、鹽調味。

養生功效：可調理脾胃，輔治消化不良。

木香麥冬飲

材料：木香 5 克，麥冬 10 克。

做法：1. 將木香、麥冬用清水浸泡 20 分鐘。

2. 放入鍋中煮 15 分鐘，去渣取汁飲用。

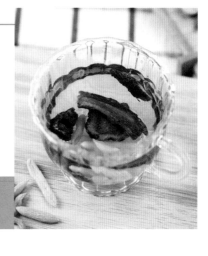

養生功效：養胃生津、行氣止痛，可調理慢性胃炎。

養胃無憂 200 解 • 第七章

黨參

補脾肺之氣

　　黨參性平、味甘，歸肺、脾經，可補脾肺之氣。由脾氣不足引起的消化不良、體虛、倦怠、食少便溏等症狀，都可服用黨參來調理。

⊘禁忌

熱性體質、濕熱體質以及肝火旺盛體質者最好不要食用；黨參可補虛，適用於體虛的人，沒有虛證不宜服用。

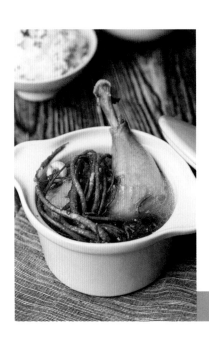

黨參雞腿湯

材料：雞腿 500 克，粟米 200 克，黨參、蟲草花、薑片、鹽各適量。

做法：1. 雞腿洗淨；粟米洗淨，切段；黨參、蟲草花洗淨。

2. 高壓鍋內放適量水，把洗好的雞腿、粟米段、黨參、蟲草花和薑片一起放進鍋中，加適量鹽，燉煮 40 分鐘即可。

養生功效：補脾健胃。

黨參紅棗茶

材料：黨參 5 克，紅棗 3 個。

做法：1. 紅棗洗淨，去核，切片。

2. 將黨參與紅棗片一起煮湯飲用。

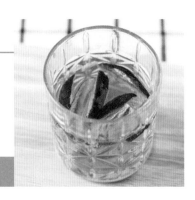

養生功效：健脾和胃、補中益氣。

茯苓

健脾和胃，除濕利水

茯苓味甘、性平，有健脾和胃的功效，能除濕利水，對改善脾虛氣弱效果明顯。此外，它還具有寧心安神的功效。

⊘禁忌

體質虛寒、氣虛下陷者慎用；腎虛、尿頻或虛寒滑精者慎用。

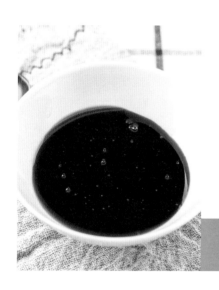

六物膏

材料： 山楂乾 15 克，雞內金 3 克，冰糖 50 克，山藥 10 克，茯苓、陳皮各 5 克。

做法： 將所有材料浸泡 2 小時，放入鍋中加水熬湯，濾渣取汁，熬煮成濃稠的湯汁即可。

養生功效： 助消化，可緩解厭食、積食、腹脹等症狀。

茯苓芡實湯

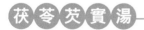

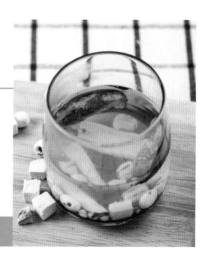

材料： 蜜棗、茯苓各 7 克，芡實、蓮子、乾山藥各 5 克。

做法： 將備好的材料放入砂鍋中，浸泡 20 分鐘再開火煮開，即可飲用。

養生功效： 清內熱、祛脾濕。

白朮

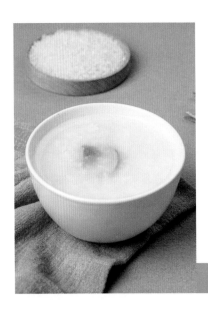

健脾益氣，燥濕利水

　　白朮，性溫，味甘、苦，具有健脾益氣、燥濕利水的功效。主治脾胃氣弱、不思飲食、倦怠少氣、虛脹、泄瀉。生白朮燥濕利水，炒白朮補氣健脾。

⊘禁忌

白朮性溫燥，口燥咽乾、乾咳帶血、久病傷陰少津、外感熱病者均不宜使用。

白朮陳皮粥

材料：大米 50 克，炒白朮 10 克，陳皮 5 克。

做法：1. 炒白朮和陳皮用清水略洗；大米洗淨。
2. 把炒白朮和陳皮放入砂鍋，加入足量清水，用大火煮開。
3. 轉小火，加入大米，小火熬至粥熟即可。

養生功效：健脾益氣。

茯苓白朮茶

材料：茯苓 5 克，炒白朮 3 克，茶葉 2 克。

做法：1. 將全部材料放入杯中。
2. 杯中加入 200 毫升開水，泡 5 分鐘即可。

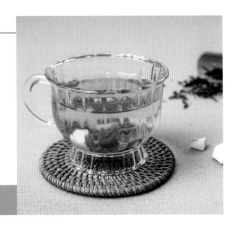

養生功效：健脾運濕。

黃芪

補氣升陽，利水退腫

黃芪有補中益氣的作用，其味甘、微溫，歸脾、肺經，具有補氣升陽、利水退腫等功效。可以改善脾胃虛弱、食慾不振、食少便溏、肢體無力等症狀，還可調理胃下垂、脾虛所造成的便血等。

⊘禁忌

表實邪盛、氣滯濕阻、食積內停以及陰虛陽亢、有化膿性疾病的人都不宜多食。

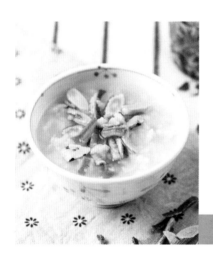

黃芪陳皮粥

材料：黃芪 10 克，陳皮 3 克，大米 50 克。

做法：1. 陳皮洗淨，切絲。

2. 將黃芪加水適量煎取濃汁，濾去渣。

3. 黃芪水裏加入大米煮成粥，再加入陳皮絲煮沸，靜置片刻即可。

養生功效：益氣潤腸、滋陰健脾。

黃芪蜜茶

材料：黃芪 5 克，蜂蜜適量。

做法：1. 將黃芪剪碎，放入鍋中，加適量清水用大火燒開，轉小火煮 15 分鐘。

2. 待湯汁涼至溫熱，加蜂蜜調勻即可。

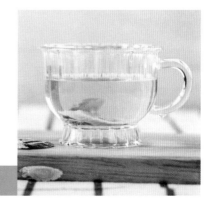

養生功效：潤腸通便、補氣升陽。

蓮子

補益脾肺，益氣生津

　　蓮子為睡蓮科植物蓮的乾燥成熟種子，性平，味甘、澀，歸脾、腎、心經，可以補脾止瀉、益腎澀精、養心安神，改善脾虛久瀉、遺精帶下、心悸失眠的症狀。

◎禁忌

適量短期地服用，一般沒有特別禁忌。

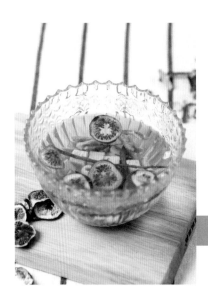

開胃理氣湯

材料：無花果 6 克，芡實、蓮子各 5 克，太子參 3 克，茯苓、陳皮各 7 克。

做法：1. 將所有食材浸泡 1 小時，無花果切片。

2. 加適量水用砂鍋燉煮 1.5 小時即可。

養生功效：調理脾胃、助消化吸收。

蓮子枸杞子茶

材料：枸杞子 10 克，蓮子 30 克。

做法：1. 將蓮子浸泡 30 分鐘。

2. 蓮子下鍋煮至熟軟，盛入杯中，加枸杞子浸泡即可飲用。

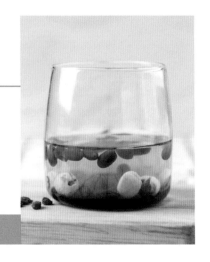

養生功效：補中益氣、改善睡眠。

陳皮

可治脾胃虛寒

陳皮性溫，味辛、苦，具有行氣健脾、降逆止嘔、調中開胃、燥濕化痰的功效。脾胃虛寒的人可以在烹製肉食時放入少許陳皮，有助於消化。

◎禁忌

有熱證的人比如舌頭紅、口乾、咽乾者慎用。

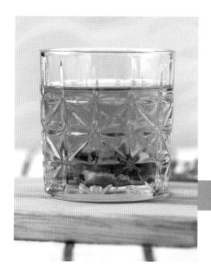

陳皮茴香茶

材料：陳皮 15 克，小茴香 5 克。

做法：1. 將小茴香放入鍋中，小火炒製至焦香。

2. 放入陳皮，加適量清水煮沸，取湯汁代茶飲。

養生功效：理氣解鬱、健脾和胃。

陳皮竹葉茶

材料：陳皮 10 克，乾竹葉 1 克，冰糖適量。

做法：1. 將乾竹葉泡 10 分鐘。

2. 竹葉和陳皮一同放入鍋中，加適量清水，小火煮沸，加適量冰糖調味即可。

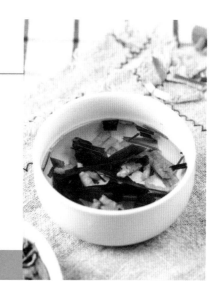

養生功效：利水消腫、健脾祛濕。

胡椒

健脾益氣，補血養血

　　胡椒味辛，性熱，歸胃、大腸經，具有溫中散寒、寬胸理氣的功效，可以用於輔治胃寒引起的胃痛、嘔吐、腹瀉等症狀。

⊘禁忌

消化道潰瘍、咳嗽咯血、痔瘡、咽喉炎症、眼疾患者慎食。

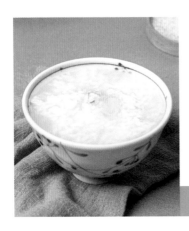

胡 椒 粥

材料：白胡椒粉 3 克，薑 10 克，大米 50 克。

做法：1. 將大米洗淨；薑洗淨去皮，切成片。

　　　　2. 將大米和薑片倒入鍋中，加水煮成粥。

　　　　3. 出鍋前加入白胡椒粉即可。

養生功效：溫陽驅寒。

黑 胡 椒 炒 飯

材料：熟米飯 200 克，雞蛋 1 隻，小白菜 20 克，葱花、黑胡椒粉、食用油、鹽各適量。

做法：1. 小白菜洗淨切碎；雞蛋炒熟盛出；米飯壓散。

　　　　2. 熱鍋下油，放入米飯、雞蛋、小白菜碎、葱花翻炒片刻，臨出鍋加黑胡椒粉、少許鹽調味即可。

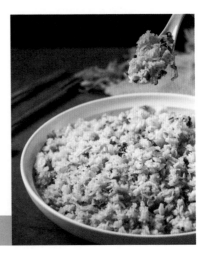

養生功效：溫陽驅寒。

藿香

祛暑解表，溫胃止寒

藿香味辛、性微溫，歸脾、胃、肺經，能祛暑解表、芳香化濕，可以緩解胃寒引起的噁心、嘔吐、腹瀉、口臭、胃痛等症狀。

⊘ 禁忌

胃熱引發的作嘔、中焦火盛人群慎用。

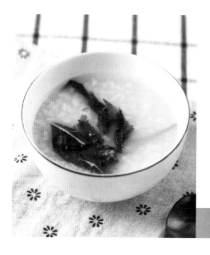

藿香粥

材料：鮮藿香葉 5 克，大米 50 克，白糖適量。

做法：1. 將藿香葉洗淨，煎汁待用。

2. 加適量水到鍋中，放大米煮成粥，加入藿香汁再煮一會兒，放入白糖拌勻即可。

養生功效：適用於食慾不佳、消化不良等。

涼拌藿香

材料：藿香嫩葉 250 克，枸杞子、鹽、醬油、香油各適量。

做法：1. 將藿香嫩葉洗淨，放到沸水中煮至剛好成熟。

2. 撈出，擠乾水分放盤中，加入枸杞子、鹽、醬油、香油，拌勻即可。

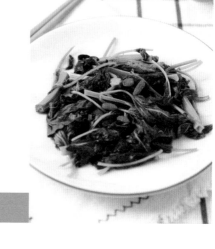

養生功效：祛濕消暑。

枳實

消積導滯

枳實性寒,味苦、辛、酸,歸脾、胃經,具有化氣、消積導滯的功效。可以促進腸胃蠕動,改善胃動力。

⊘禁忌

脾胃虛弱的人、孩子及孕婦慎用;氣虛、久病的人慎用。

陳枳薑茶

材料: 陳皮5克,枳實、生薑、茶葉各3克。

做法: 1. 將全部材料放入杯中。

2. 杯中加入200毫升開水,泡5分鐘即可。

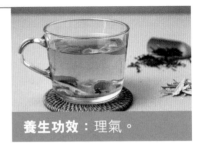

養生功效:理氣。

神曲

散氣調中,健脾暖胃

神曲是由杏仁、青蒿、蒼耳、辣蓼等藥加入麵粉或麩皮混合而成,性溫、味甘,有散氣調中、健脾暖胃、消食化積的功效,主要用來治療氣脹。

⊘禁忌

神曲辛溫燥烈,雖能消積,但也能助陽,胃酸分泌過多者不宜食用。

神曲山楂粥

材料: 山楂25克,神曲5克,大米50克。

做法: 1. 用紗布將神曲包成藥包,放入鍋中,加適量清水,煎煮30分鐘。

2. 去掉藥包,在煎汁中加入淘洗乾淨的大米和山楂,煮成稀粥即可。

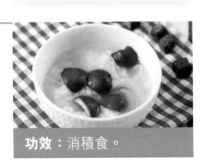

功效:消積食。

百合

補中益氣，健脾和胃

鮮百合可以清蒸、炒菜，曬乾的百合可以熬粥或者用來做湯，具有潤肺止咳、清心安神、補中益氣、清熱利尿、健脾和胃的功效。

⊘禁忌

脾胃虛寒、腹瀉的人不宜食用。

百合紅棗湯

材料：鮮百合 20 克，紅棗、枸杞子各適量。

做法： 1. 鮮百合洗淨，掰成瓣；紅棗、枸杞子洗淨。

2. 鍋中放水燒開，倒入所有材料，中火煮 10 分鐘即可。

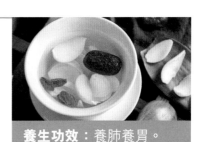

養生功效：養肺養胃。

葛根

助胃陽

中醫認為，葛根味甘、辛，性涼，歸脾、胃經，對外感發熱、頭痛、糖尿病、腹瀉等有食療效果。葛根可以生津止渴、升發清陽，有助胃的陽氣升發，因此可以止瀉。

⊘禁忌

脾胃虛寒者慎用；胃寒嘔吐者慎用。

葛根的食用方法

1. 可以直接切片泡茶喝，能起到降火解毒的功效。
2. 可以與排骨等一起煲湯喝。
3. 可以與蔬菜或者肉類炒食。
4. 可以磨成粉，加水調成葛根羹吃。

艾灸疏通脾胃經絡

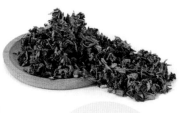

「家有三年艾，醫生不用來」

中國用艾草消毒及艾灸治病的歷史由來已久。現代醫學研究也表明，艾葉中的揮發油可以抑制病毒，兼具有殺菌作用。在居所燃燒艾葉進行煙熏或煎煮艾葉洗浴，可以起到抗菌、抗病毒、防過敏、增強免疫力及鎮靜等作用。

挑選艾絨時，以自然清香、土黃色、乾燥、細膩者為佳品。

一般存放 3 年以上的艾稱為陳艾。陳艾點燃火力溫和、溫度平緩，煙少且滲透性強，因此用陳艾艾灸效果更好。

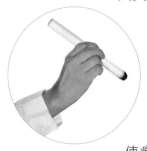

通過艾灸調理脾胃

艾灸屬於中醫針灸療法中的灸法，通過點燃用艾葉製成的艾炷、艾條等，熏烤人體的穴位以達到保健治病的作用。艾灸的主要功效是溫經散寒、益氣活血、溫陽補虛。

通過艾灸可以疏通脾胃經絡，增強機體消化吸收能力，使瘦弱的人得以補益，體胖的人可以祛除痰濕。

艾灸的禁忌

1 艾灸是以火熏灸，施灸時需注意安全，避免造成皮膚燙傷。

2 孕婦、兒童不可自行艾灸，需由有資質的醫師指導進行。

3 極度疲勞、過飢過飽、醉酒、大汗淋漓、情緒不穩等情況不可以進行艾灸。

4 對艾葉過敏者不宜艾灸。

5 艾灸時需保證環境溫度適宜。艾灸完半小時不宜洗澡，以防寒氣乘虛而入。

簡單、易上手的艾條灸法

艾條灸法火力溫和，而且操作簡單、易上手。

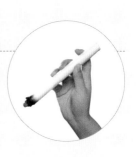

用艾條進行艾灸時，需手執艾條，以握筆的姿勢懸於穴位上方，離皮膚 3~5 厘米處施灸，以皮膚感到溫熱為宜。

艾灸療法常採用迴旋灸 —— 雀啄灸 —— 溫和灸這三步來進行。

迴旋灸 —— 醒穴

將燃着的艾條以穴位為中心，做圓形移動，速度要慢些，盡量保持拿艾條的手相對穩定。迴旋灸可以較大範圍地刺激和溫熱穴位，達到醒穴的目的。

溫和灸 —— 鞏固灸力

溫和灸又稱溫灸法，是一種懸灸法。將燃着的艾條與穴位保持一定的距離，在灸治過程中，接受艾灸的人感到熱度適中、無強烈灼痛感為宜。溫和灸使灸力得以如泰山壓頂般進入穴位，使氣血加速運行。該灸法一般持續 10~15 分鐘。

雀啄灸 —— 敲開穴位的「大門」

雀啄灸也是一種懸灸法。將艾條點燃，對準穴位一起一落、忽遠忽近地進行灸治。因動作如麻雀啄食，因此得名「雀啄灸」。落時使穴位感覺較熱，起時速度要快。該灸法帶來的熱感較強，就像敲開穴位的「大門」，使灸力得以進入穴位，驅出寒氣。這種灸法一般持續時間較短，通常 5~10 分鐘。

　　生活中常見人感到缺乏食慾，很美味的食物也不想吃，即使吃下去，消化力也不足，難以轉化成身體所需的營養物質。時間久了，就會變得虛弱、營養不良、消瘦。這種情況一般和情志失調、脾胃不和有關，也可能是患有急性或慢性胃炎、胃癌等病症所致。

　　足三里是足陽明胃經上的一個調理脾胃的重要穴位，按摩、艾灸、針灸都可以起到補中益氣、增強機體免疫力、緩解胃痛等功效。艾灸時與手厥陰心包經上的內關配伍，順次施灸，可以起到健脾胃、助消化、增進食慾的作用。

灸法：艾條懸灸，10~15 分鐘為 1 次，每天 1 次，10 天後看效果，再決定是否繼續進行。

內關

定位取穴：在前臂前區，腕掌側遠端橫紋上 2 寸，掌長肌腱與橈側腕屈肌腱之間。

快速取穴：微屈腕握拳，從腕橫紋向上量 3 橫指，兩條索狀筋之間即是。

功效：寬胸理氣。

足三里

定位取穴：在小腿前外側，犢鼻下 3 寸，犢鼻穴與解溪穴連線上。

快速取穴：站位彎腰，同側手虎口圍住髕骨上外緣，餘四指向下，中指指尖處即是。

功效：生發胃氣，燥化脾濕。

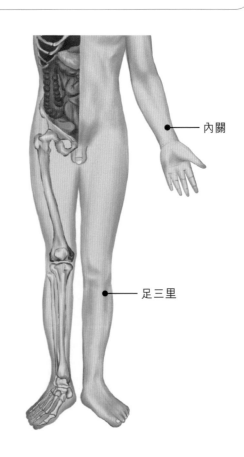

內關

足三里

口臭灸勞宮、內庭　178

　　中醫上講，脾開竅於口，脾主運化飲食水穀；在功能上，口與脾的功能是統一協調的。脾胃有虛火，胃氣滯納，體現在外部就是較頑固的口臭，僅依靠刷牙、漱口不能得到有效解決。灸內庭穴、勞宮穴可以調理腸胃氣機。

　　內庭，意指胃經的天部之氣在此散熱冷降，艾灸本穴可以清胃瀉火、理氣止痛、消腫止痛、理氣和血。勞宮屬於心包經，通過艾灸可以清心火、鎮靜安神、緩解疲勞。

灸法：採用溫和灸，艾條懸灸，5~10 分鐘為 1 次，每天 1 次，10 天後看效果，再決定是否繼續進行。

勞宮

定位取穴：在掌區，橫平第三掌指關節近端，第二、第三掌骨之間偏於第三掌骨。

快速取穴：握拳屈指，中指尖所指掌心處，按壓有酸痛感處即是。

功效：清心火，安心神。

內庭

定位取穴：足背第二、第三趾間，趾蹼緣後方赤白肉際處。

快速取穴：足背第二、第三趾間，皮膚顏色深淺交界處即是。

功效：清胃熱，化積滯。

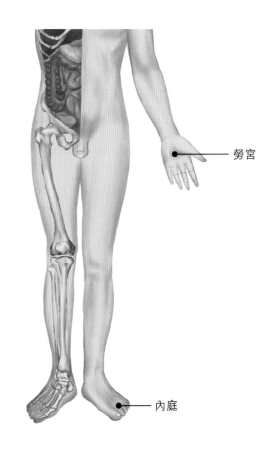

勞宮

內庭

胃痛主要是因為飲食不當或患有消化道疾病所致，主要表現為上腹部疼痛。

中醫稱胃痛為胃脘痛。胃痛多由外感寒邪、飲食不當、精神壓力和脾胃素虛等引起，胃氣鬱滯、失於和降是胃痛的主要病機。艾灸調理以溫中散寒、理氣和胃為主。

胃俞名意指胃腑的濕熱水氣由此外輸膀胱經，可以和胃健脾、理中降逆，還可以有效調理腸胃功能紊亂引起的消化功能問題。胃俞穴與中脘穴、梁丘穴配伍可輔治胃痛。

灸法：艾條懸灸，5~10 分鐘為 1 次，每天 1 次，10 天後看效果，再決定是否繼續進行。

中脘

定位取穴：在上腹部，臍中上 4 寸，前正中線上。

快速取穴：在上腹部，肚臍與劍突聯合連線的中點處。

功效：消積化滯、補益中氣。

梁丘

定位取穴：在股前區，髕底上 2 寸，股外側肌與股直肌肌腱之間。

快速取穴：坐位，下肢用力蹬直，髕骨外上緣上方凹陷正中處即是。

功效：溫通氣血。

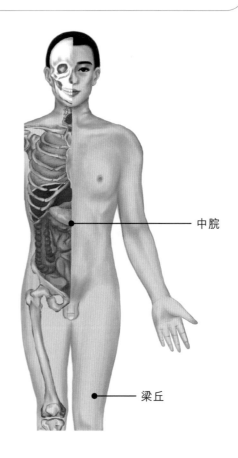

中脘

梁丘

胃下垂灸百會、氣海

　　胃下垂是胃呈低張的魚鈎狀，胃缺乏張力，表現為腹脹、噁心、噯氣及胃痛等。現代醫學認為胃下垂是由橫膈膜懸吊力不足，相關韌帶功能減退而鬆弛及腹壓、腹肌等因素造成的。

　　中醫認為胃下垂是脾胃虛弱導致中氣下陷、升降失常所致。胃下垂患者需要調整飲食和生活習慣，暢情志，同時，艾灸百會穴和氣海穴可以升陽舉陷、健脾補胃，有效改善胃下垂的情況。

 灸法：艾條懸灸，5~10分鐘為 1 次，每天 1 次，10 天後看效果，再決定是否繼續進行。

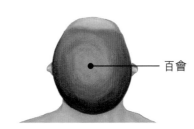

百會

百會

定位取穴：在頭部正中線上，前髮際正中直上 5 寸。

快速取穴：正坐，兩耳尖與頭正中線相交，按壓有凹陷處即是。

功效：升陽舉陷。

氣海

定位取穴：在下腹部，臍中下 1.5 寸，前正中線上。

快速取穴：在下腹部，正中線上，肚臍中央向下與關元穴之間的中點處即是。

功效：補中益氣。

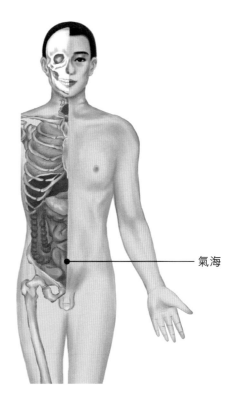

氣海

進食不潔飲食、外感風寒、咽部受到刺激或患腸胃疾病等都可以引發嘔吐。

中醫認為，嘔吐是由於胃失和降導致，多由外邪侵襲、飲食不潔、情志不調、脾胃虛弱等引起。治療方法為和胃降逆、滋養胃陽、寬胸理氣，以緩解嘔吐引起的不適。

艾灸天樞穴可以調理以大腸為主的腸道病，對急性腹瀉和慢性腹瀉都有效果。內關是中醫調理腸胃不適的重要穴位，通過刺激該穴可緩解噁心乾嘔，同時對緩解胃痙攣、胃脘痛也有效果。

灸法：艾條懸灸，5~10 分鐘為 1 次，每天 1 次，10 天後看效果，再決定是否繼續進行。

天樞

定位取穴：在腹部，橫平臍中，前正中線旁開 2 寸。

快速取穴：仰臥，肚臍旁開 3 橫指，按壓有酸脹感處即是。

功效：理氣消滯。

內關

定位取穴：在前臂前區，腕掌側遠端橫紋上 2 寸，掌長肌腱與橈側腕屈肌腱之間。

快速取穴：微屈腕握拳，從腕橫紋向上量 3 橫指，兩條索狀筋之間即是。

功效：寬胸理氣。

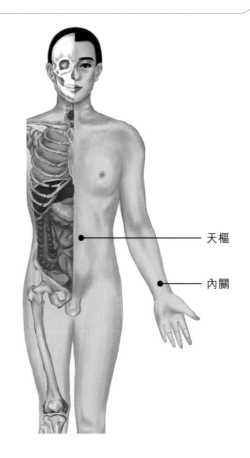

天樞

內關

便秘灸天樞、大腸俞

　　便秘是指排便頻率減少，糞便量少且乾結，通常有排便困難、排便不盡感。便秘會導致腸道功能紊亂，干擾大腦功能，還會誘發其他疾病。

　　中醫學認為便秘是由肝氣鬱結，津液輸布失常，腸道失於濡潤引起。另外肝火過旺、津液虧虛也會導致便秘。通過對天樞穴和大腸俞穴施灸，可以疏調腸腑、理氣消滯、通便。

灸法：艾條懸灸，5~10分鐘為1次，每天1次，10天後看效果，再決定是否繼續進行。

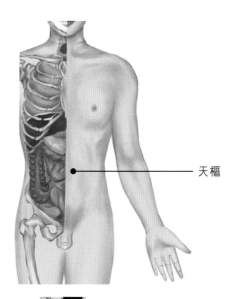

天樞

天樞

定位取穴：在腹部，橫平臍中，前正中線旁開2寸。

快速取穴：仰臥，肚臍旁開3橫指，按壓有酸脹感處即是。

功效：理氣消滯。

大腸俞

定位取穴：在腰部，第四節腰椎棘突下，後正中線旁開1.5寸。

快速取穴：兩側髂嵴連線與脊柱交點，旁開2橫指處即是。

功效：理氣降逆，調和腸胃。

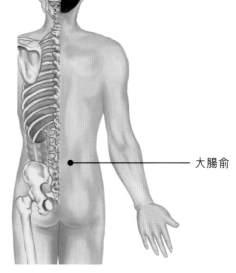

大腸俞

胃脹，表現為胃部脹滿、上腹部疼痛。胃脹在生活中比較常見，生活作息不規律、飲食不適當、生氣、飲水過少都可能引起胃脹。如果經常性發生胃脹，就應該注意飲食調理，多吃些養胃食物，如小米、南瓜等，避免進食辛辣刺激性食物。必要時需去醫院治療。

艾灸也可以幫助緩解胃痛、胃脹等症狀。可以艾灸中脘、神闕、天樞、氣海、內關、足三里等穴，症狀嚴重時需配合脾俞、胃俞、肝俞、公孫等穴位。

灸法：艾條懸灸，5~10分鐘為1次，每天1次，10天後看效果，再決定是否繼續進行。

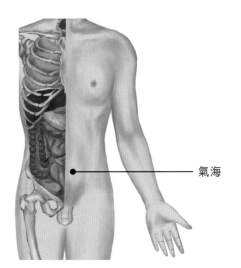

氣海

氣海

定位取穴：在下腹部，臍中下 1.5 寸，前正中線上。

快速取穴：在下腹部，正中線上，肚臍中央向下與關元穴之間的中點處即是。

功效：補中益氣。

脾俞

定位取穴：在脊柱區，第十一節胸椎棘突下，後正中線旁開 1.5 寸。

快速取穴：兩髂與脊柱相交椎體處，往上推 5 個椎體，下緣旁開 2 橫指處。

功效：緩解脘腹脹滿。

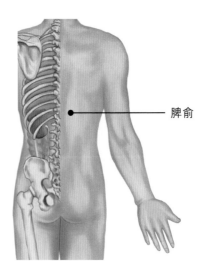

脾俞

健脾和胃灸中脘、胃俞

中脘是胃部的一個穴位，刺激中脘有散寒止痛的效果。當患者出現胃痛或者是急性胃炎、腸炎等不適時，可以對中脘進行艾灸。

對穴位進行艾灸可促使經絡通暢，消除病灶，達到調理脾胃、補中益氣、疏風化濕、扶正祛邪的功能。

灸法：艾條懸灸，5~10分鐘為 1 次，每天 1 次，10 天後看效果，再決定是否繼續進行。

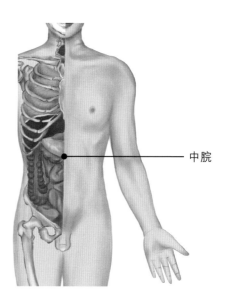

中脘

中脘

定位取穴：在上腹部，臍中上 4 寸，前正中線上。

快速取穴：在上腹部，肚臍與劍突聯合連線的中點處。

功效：溫中散寒。

胃俞

定位取穴：在下背部，第十二節胸椎棘突下，後正中線旁開 1.5 寸。

快速取穴：兩髂與脊柱相交椎體處，往上推 4 個椎體，其下緣旁開 2 橫指處即是。

功效：升發胃氣，燥濕健脾。

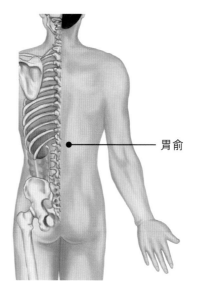

胃俞

chapter 08

脾胃這樣養

第八章

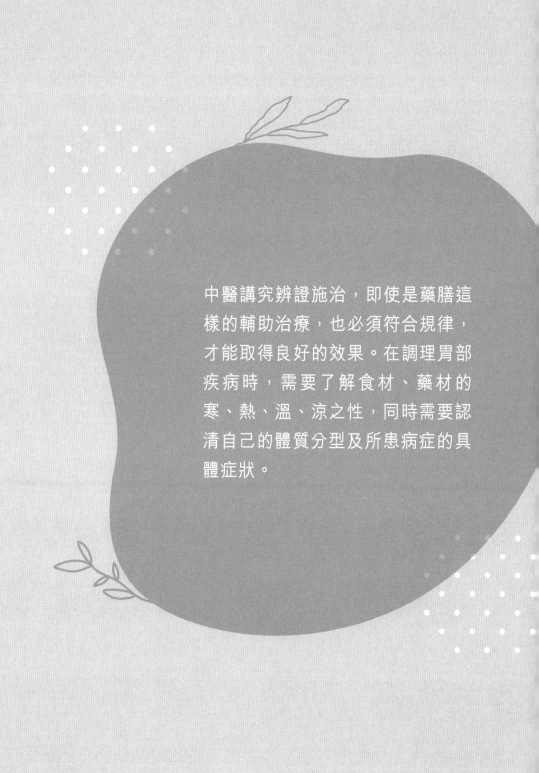

中醫講究辨證施治，即使是藥膳這
樣的輔助治療，也必須符合規律，
才能取得良好的效果。在調理胃部
疾病時，需要了解食材、藥材的
寒、熱、溫、涼之性，同時需要認
清自己的體質分型及所患病症的具
體症狀。

長夏養脾胃

　　長夏就是指傳統的三伏天，於每年的 7 月中旬左右。古人根據夏末雨水多、濕氣大的特點增加了長夏這一時節。長夏是調理脾胃的好時機。

避免濕邪入侵

長夏在五氣中屬濕，脾屬土，惡濕。而長夏雨水較多、濕氣較盛，因此長夏養脾應避免濕邪入侵脾胃。

在空調房或空氣流通不好的室內待太久或過食冷飲、油膩食物都會加重體內的濕氣。長夏可以進食清淡有營養的菜餚或湯品，多去戶外活動。

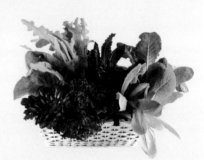

避免陽氣外泄

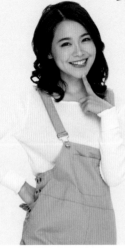

夏季注意防暑，盡量減少高溫下作業；夏季注意不要勞累，保證充足的睡眠；同時長夏天氣易悶熱、暑氣重，需保持情緒的穩定，內心不要急躁。

如果體內濕熱相兼，會表現出脾胃虛弱。只有以正確的方法養護脾胃，才能達到祛濕熱、健脾胃的目的。

脾虛也會導致肥胖

　　脾胃運化能力降低，也就是脾虛。脾虛的症狀有肌肉鬆弛、渾身無力、睡覺流口水、口氣重、大便不成形且黏、舌有齒痕等。

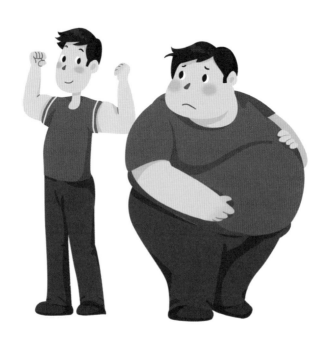

　　中醫認為脾虛是造成肥胖的重要原因，脾的功能下降，導致水液代謝失調，出現痰濕內生，也就是脂肪堆積，引起肥胖。

　　脾虛是由多種原因引起的，細菌感染、飲食不節、運動較少或精神長期處於緊張狀態等，都可能導致脾虛。

　　可以採用中醫傳統針灸、艾灸的方法健脾祛濕。平時要調整生活和飲食習慣，多吃健脾祛濕的食物，如山藥、薏米、赤小豆等，以改善脾胃的狀態。

脾胃濕氣的 3 種類型

　　濕氣進入人體後遭遇不同的邪氣形成不同的濕邪。濕氣在體內不同位置症狀表現不一，如濕氣在脾胃就會表現為消化不良、舌苔黃膩；濕氣在肝膽就會表現為口苦口乾等。體內濕氣淤積會影響皮膚、體形、容貌，導致皮膚毛孔粗大、暗黃，臉上長痘，身體虛胖等。脾胃主運化水濕，祛除體內濕氣以健脾養胃為關鍵。

　　濕氣可分為濕熱、寒濕、痰濕 3 種類型。依其特點的不同，可以通過不同的日常習慣和飲食來調理。

症狀	表現	危害	日常習慣	飲食
濕熱	濕邪與熱邪相結合，就會形成濕熱。體內有濕熱者體味較重、容易發胖、皮膚出油、長痘、食慾不振、舌苔黃厚膩、舌質發紅、大便黏滯、小便發黃。	濕熱會損傷肝脾，使肝脾功能下降，易引發肥胖且不易減下去，以及痛風等病症。皮膚容易瘙癢、紅腫。	飲食宜清淡、少鹽，避免暴飲暴食，避免潮濕環境，適當運動。	綠豆、冬瓜、絲瓜、赤小豆、西瓜、綠茶、花茶等。
寒濕	濕氣與寒相遇，就形成寒濕。寒濕會使人感到四肢冰冷、喜暖怕涼、身體沉重、面色發青、口黏發甜、舌苔白、有齒痕、大便不成形、腹瀉等。	寒濕會損耗陽氣，女性會有痛經問題。寒濕多淤積在臟腑肌肉，致使脾胃虛寒、肩周炎、濕性關節炎等。	日常注意保暖，不貪涼，注意運動以增補陽氣。飲食注意補養氣血。以熱水泡腳。	紅棗、當歸、薑等甘、辛味食物。
痰濕	痰濕指的是人體津液的異常積留，表現為腹部有贅肉、四肢浮腫、神情困倦、口黏發甜、喜歡甜食、不愛飲水、舌苔厚膩、大便不成形、小便次數多。	容易引發肥胖，以及各種慢性病。	飲食以清淡且有助於利濕化痰的食物為主。注意多曬太陽，堅持運動。	白蘿蔔、紫菜、山藥、麥冬、薏米等。

腹瀉，對症調理才有效 　188

中醫認為，腹瀉與脾胃的運化失常有關，清濁不分、水穀不化、消化功能不良會導致腹瀉。引起脾胃運化失常的原因眾多，外感風寒、飲食失節、情志失調、體虛都可能引起。

通常急性腹瀉大多與外感、飲食相關，慢性腹瀉多與情志、體虛相關。中醫將腹瀉分為 4 個證型，了解不同原因，可以使我們對腹瀉有針對性地治療。

證型	症狀	治法	推薦中藥
寒濕內盛證	排便較稀如水樣；腹痛伴有腸鳴、腹脹、食慾減退；舌頭的顏色比較淡，苔白厚。如果是因受涼引起，還伴有惡寒頭痛、肢體酸痛等症狀。	散寒化濕	藿香、白朮、茯苓、甘草、半夏、陳皮、厚朴、大腹皮、紫蘇、白芷、桔梗。
濕熱傷中證	腹痛，着急上廁所；大便顏色呈黃褐色，非常臭，肛門感到灼熱；小便短黃，總是感覺口渴；舌頭呈紅色，舌苔偏黃且厚。	清熱利濕	葛根、黃芩、黃連、甘草、車前草、苦參。
食滯腸胃證	劇烈腹痛，伴有腸鳴，排便有臭雞蛋味，排完便腹痛停止，只是感覺肚子脹，泛酸有異味；缺乏食慾。	消食導滯	神曲、山楂、萊菔子、半夏、陳皮、茯苓、連翹、穀芽、麥芽。
肝氣乘脾證	胸悶，頻繁打嗝。每次情緒緊張或精神壓力大的時候就會腹痛、腹瀉；舌頭呈淡紅色。	抑肝扶脾	白芍、白朮、陳皮、防風。

消化不良，
啟動人體的「健胃消食片」

下脘、足三里、四橫紋被稱為人體自帶的「健胃消食片」，人在消化不良時每天堅持按摩這幾個穴位，可益氣健脾、消食化滯、增進食慾。

四橫紋是經外奇穴，是消宿食化積滯的專用穴。四橫紋原本被用來治療小兒消化問題，後來證實，成人使用四橫紋效果也非常好。所以遇到消化不良的問題，可以按摩四橫紋。四橫紋位於兩手的食、中、無名、小指的掌面，指間關節橫紋的中點處，每側 4 穴。

消化不良時，可用拇指按壓足三里、下脘，力度由輕漸重，當感覺酸脹時沿順時針方向按揉 3~5 分鐘，然後輕拍穴位使之放鬆，接着用拇指掐按四橫紋，總共 3~5 分鐘，每天 2~3 次。長期堅持，可有效改善消化不良症狀。

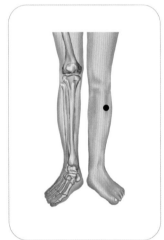

足三里

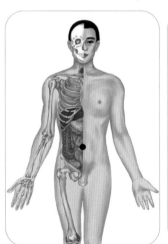

下脘

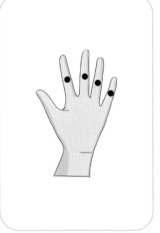

四橫紋

　　許多人由於心理或精神壓力大，會有情緒性暴飲暴食的習慣，即使吃飽了也停不下來。其實這些人脾胃虛弱多是「撐」出來的，當脾胃過度勞累，消化吸收功能也會日益衰退，久而久之造成脾胃虛弱、虛寒。適當輕斷食對脾胃可起到調理、休養的作用。

　　輕斷食是指在一段時間內減少飲食或選擇不吃，其他時間照常飲食的飲食方式。輕斷食不是節食，只是減輕脾胃的消化負擔，從而進行體內自我清潔，將體內累積的廢物、有害細菌、尿酸等排泄出去。

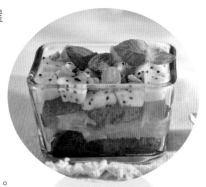

　　輕斷食之後會感覺心情愉悦，能夠改善情緒，抵抗抑鬱。輕斷食是一種安全的飲食干預，有利於改善空腹血糖和餐後血糖水平。

　　此外，每周堅持 1 天或 2 天輕斷食，控制能量攝入，會對大腦產生積極影響，預防阿茲海默症和柏金遜症。輕斷食不是完全不吃東西，每個人可以根據自身情況適當減少飲食攝入，這樣做也比較容易施行和堅持下去。

輕斷食不以減肥為目的，但可以減輕體重，降低肥胖者的體脂率。

　　每個人對於輕斷食的反應都不一樣，如出現不良反應，請立刻停止，恢復正常飲食。有嚴重低血糖的人、體重過輕的人以及孕婦不建議選擇輕斷食。

16:8 輕斷食

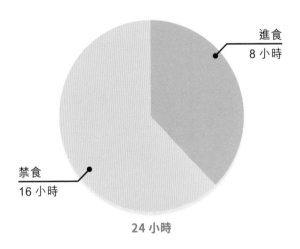

進食
8 小時

禁食
16 小時

24 小時

　　把進食時間限制在 8 小時之內，剩下的 16 小時只喝水或飲用沒有能量的飲料。

　　剛開始執行輕斷食的人可以在雙休日選擇這種方法進行嘗試，讓身體慢慢適應，再嘗試 16 小時斷食。

5/2 斷食法

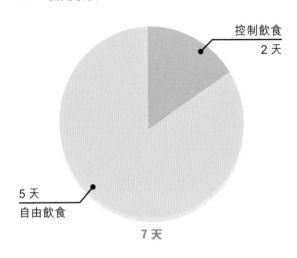

控制飲食
2 天

5 天
自由飲食

7 天

　　即每周中不連續的 2 天每天只攝取 500~600 千卡能量的食物，其餘 5 天自由飲食，不控制。

　　這種輕斷食可以幫助減輕體重、降低血脂。輕斷食的那兩天注意選擇低碳水和低能量的食物和飲料，同時保持日常運動量。

脾胃安和，不再失眠

中醫講「胃不和則臥不安」，失眠要先調理脾胃。人們失眠、睡眠質量差，除了精神因素，很大部分原因是脾胃問題。

晚餐進食過飽或飲用含咖啡因的飲料，進食辛辣、油膩食物等，都會加重腸胃負擔，刺激中樞神經，進而影響睡眠。另外，平時不注意保養脾胃，造成心脾兩虛，出現心悸、泛酸、噁心或者胃脹等不適，也直接影響睡眠。

滋陰健脾、養心安神的膳食方

中醫認為，蓮子可以補養元氣，具有補脾、益肺、養心、安神、益腎等作用。蓮子可以與銀耳、桂圓一同煮湯，也可以煮粥。蓮子心可以泡茶飲用，有靜心安神作用。

蓮子百合湯

材料：蓮子、百合、乾銀耳各 15 克，枸杞子適量。

做法：
1. 銀耳浸泡 4 小時，去根，撕成小塊。
2. 將蓮子、百合浸泡 30 分鐘。
3. 將準備好的食材洗淨後放入鍋中，加適量水熬至黏稠即可食用。

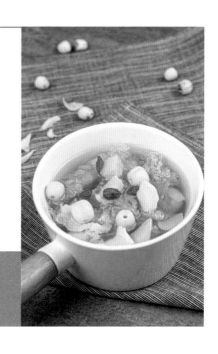

養生功效：此湯可養心益氣、健脾止瀉，對心脾兩虛導致的失眠、心悸等均有食療作用。

運動減輕
脾胃負擔

第九章

有研究表明，胃潰瘍患者每天步行2千米，可以有效促進潰瘍面的癒合。運動還有利於增強胃動力、緩解胃脹等。人在運動時，胃部也可以得到有利按摩。胃不好的人可以選擇輕緩、有針對性的運動方式。

　　人在行走的過程中，呼吸相對加快，腸胃也加快蠕動，同時大腦細胞受到外界刺激，心情也會變得放鬆、愉悅。

光腳走一走 —— 享受散步

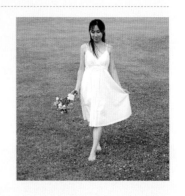

　　光腳時，足底的經絡與穴位得到刺激，能很好地改善血液循環，消除疲勞。同時，足底的胃、腸反射區也得到有效刺激，達到強健脾胃的作用。

　　平常可以多在家裏的地板上光腳走路，在戶外光腳走則更容易刺激足底穴位，鵝卵石路面、沙土、草地等都可以光腳走，每天走 20 分鐘，有助於緩解消化不良的症狀。

　　孩子也可以適當地在安全、乾淨的地方光腳走，能有效提升其禦寒能力，可預防腹瀉，對感覺統合發育、足弓發育都有好處。

踮腳走一走 —— 百病消

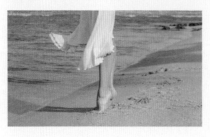

　　踮腳尖走是一項有氧運動，每次踮腳尖走 30~50 步，可有效促進腸胃蠕動，使體內的垃圾和毒素盡快排出，還可以預防腸胃疾病。學生、上班族、老年人都可以隨時隨地踮腳尖走幾步。

　　八段錦第八式，這個動作也是通過踮腳跟的方法刺激腎經，柔和按摩五臟六腑，起到強健身體的作用。

跑步的時候，身體需要消耗更多的營養物質，這就需要消化系統加強工作。腸胃功能也遵守「用進廢退」的原理，適度慢跑並堅持，有助於增強腸胃功能。

跑步可以預防胃潰瘍

跑步可以調節消化液的分泌，使消化液分泌保持在正常水平，可在一定程度上預防胃潰瘍、十二指腸潰瘍等消化系統疾病。跑步有利於改善胃下垂的情況。導致胃下垂的很大部分原因是胃部肌肉和韌帶不能承受胃的重量，發生鬆弛。慢跑可以鍛煉胃部周圍的肌肉和韌帶，使其力量增強，從而有效懸垂和固定胃部。

慢跑的動作要領

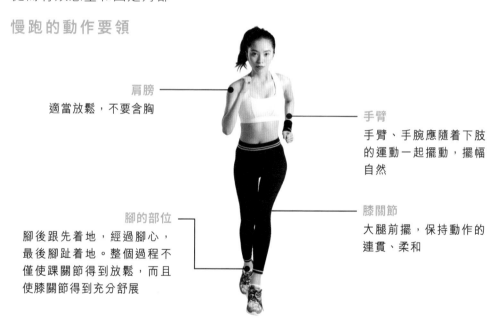

肩膀
適當放鬆，不要含胸

手臂
手臂、手腕應隨着下肢的運動一起擺動，擺幅自然

腳的部位
腳後跟先着地，經過腳心，最後腳趾着地。整個過程不僅使踝關節得到放鬆，而且使膝關節得到充分舒展

膝關節
大腿前擺，保持動作的連貫、柔和

> **！** 慢跑需要注意：盡量不要在晚上長時間跑步，否則會使血流量加大，導致大腦皮質過度興奮，影響睡眠質素；注意控制跑步的時間和速度，每個人的體質不一樣，需要量力而行。

養胃保健操

扭脊

從右向左將一手舉起，另一手搭在髖部，側彎，感覺脊椎有拉伸感，可做10次，換方向練習。職場人士多伏案工作，運動量比較小，容易出現腹脹、便秘，做這個操有助於放鬆肩頸、刺激腸胃蠕動。

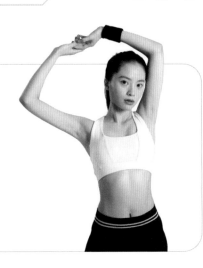

背後彎

用雙手托住腰底部，然後人體以腰為中心向後彎，腹肌要有拉抻感。停留5~10秒後恢復原位，然後反覆做，10~20次即可。

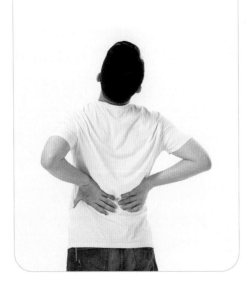

轉腰

雙手叉腰，可以先順時針轉50次，再逆時針轉50次，動作輕柔一些，可以促進腸胃蠕動，刺激食慾，使氣血充足，精氣神充沛。

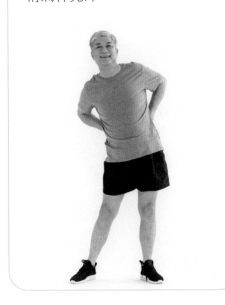

拍打腹股溝，改善脾濕

脾胃虛弱時，其運化水濕的能力下降，身體就會出現乏力、肥胖等症狀。

《黃帝內經》有：「脾有邪，其氣留於兩髀」之說，即脾胃有問題，肯定有邪氣滯留於兩髀。兩髀即大腿兩側的腹肌溝，是脾經循行的位置，經常拍打此處可以加速氣血運行，強健脾經，改善虛胖、消瘦等脾濕症狀。

經常拍打腹股溝，可以通過外力增加腸道蠕動，改善便秘症狀。久坐的學生、上班族或脾胃功能不好的老年人都可以經常拍打此部位。女性經常拍打此部位還可以有效改善宮寒、痛經等問題。

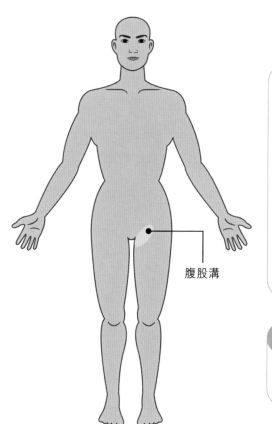

腹股溝

方法：站立，兩腳分開與肩同寬，膝蓋微彎曲，腰背挺直，微微向前收。手臂自肩膀處用力，拍打大腿內側與小腹交界處的腹股溝位置。由輕到重，逐漸加力，至腹股溝微微發熱為止。可以每天拍打 2~3 次，每次 5~10 分鐘為宜。

拍打腹股溝操作簡單，很容易放鬆全身，非常適合學生、上班族或老年人做。

「調理脾胃須單舉，五勞七傷向後瞧。」──《八段錦》第三式。

中醫認為「脾主升清，胃主降濁」，在傳統功法中，認為雙肩是中焦氣血流通的要津，練習此式不但能對脾經、胃經進行刺激和疏通，有效調理脾胃，還能疏通肝膽經。

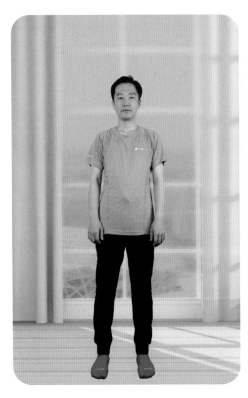

1 預備姿勢自然站立。

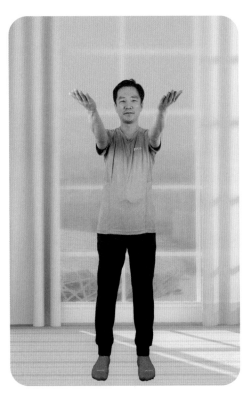

2 兩手前伸，掌心朝上，上提至與胸同高。

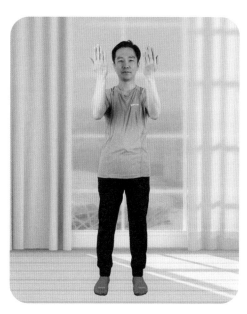

3 兩手收回至臉前。

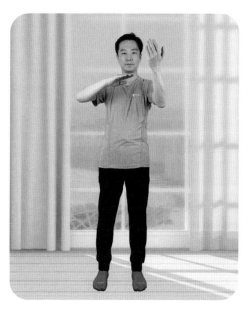

4 兩手翻轉使左掌心向上，右掌心向下，做陰陽掌動作。

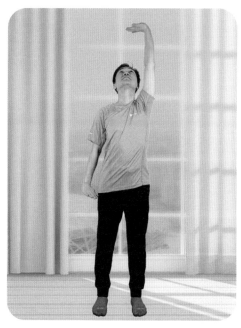

5 左掌上提至頭頂上，成托天姿勢，抬頭注視左掌；右掌下壓成按地姿勢。

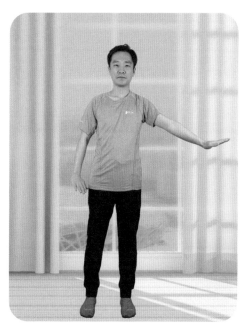

6 左手臂伸直，由左外側慢慢放下，頭回正，雙掌下垂放鬆。

靜心養胃太極拳

在中國，太極拳有着悠久的歷史。太極拳動作和緩，呼吸自然，不受時間、地點的限制，很受大眾歡迎。其特點是剛柔相濟、動中求靜、連貫性強；呼吸自然平穩，精神高度集中，形意一致。

練習太極拳可以調節神經功能，疏通氣血，調達肝氣，增加肺活量。太極拳講究動靜交融，上下相隨，內外協調，神形相濟，連綿不斷，身步自然運轉，能使體內陰陽協調、相互增長。各臟器、組織協調，就不會出現偏盛或偏衰的情況，有益於身心健康。

通過輕鬆柔和的太極拳運動，可以使人經絡舒暢，促進新陳代謝，增強體質，對神經衰弱、胃炎等多種慢性病都有一定預防和緩解作用。

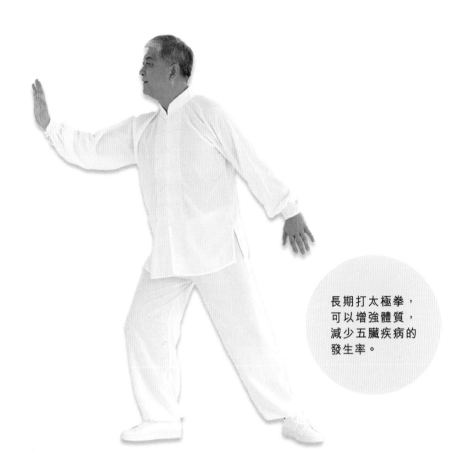

長期打太極拳，可以增強體質，減少五臟疾病的發生率。

五禽戲：延年益壽

　　五禽戲，相傳是由東漢醫學家華佗創作，是中國傳統導引養生的一個重要功法。五禽戲通過模仿虎、鹿、熊、猿、鶴五種動物的動作和姿勢，舒展身體、活絡筋骨。不僅能調理脾胃、養筋疏肝，而且能增強老年人的下肢穩定性，延年益壽。

　　常練五禽戲可以促進消化、睡眠，強健脾胃，刺激食慾，對腹痛、腹脹、便秘、腹瀉等腸胃不適能起到改善作用。

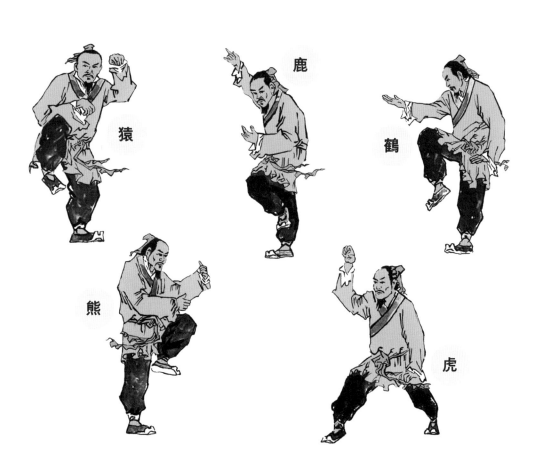

猿　鹿　鶴　熊　虎

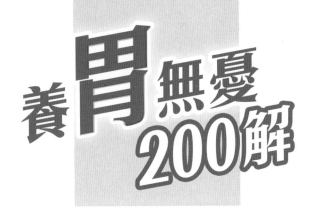

養胃無憂
200解

編著
趙迎盼

責任編輯
周嘉晴

裝幀設計
鍾啟善

排版
辛紅梅

圖片提供（部分）
Freepik

出版者
萬里機構出版有限公司
香港北角英皇道 499 號北角工業大廈 20 樓
電話：2564 7511　　傳真：2565 5539
電郵：info@wanlibk.com
網址：http://www.wanlibk.com
　　　http://www.facebook.com/wanlibk

發行者
香港聯合書刊物流有限公司
香港荃灣德士古道 220-248 號荃灣工業中心 16 樓
電話：2150 2100　　傳真：2407 3062
電郵：info@suplogistics.com.hk
網址：http://www.suplogistics.com.hk

承印者
中華商務彩色印刷有限公司
香港新界大埔汀麗路 36 號

出版日期
二〇二三年十一月第一次印刷

規格
特 16 開（240 mm × 170 mm）

本書繁體版由中國輕工業出版社有限公司授權出版
版權負責應捷 yingping2005@126.com

免責聲明：

書中的處方及資訊只供參考，不同人士體質各異，如有需要，請先向註冊醫生或中醫師諮詢具體情況。